Roman Schneider

Der Mimimi-Mann ab 50

Tu was dagegen

Roman Schneider

DER MIMIMI-MANN AB 50

Tu was dagegen

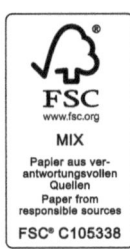

Bibliografische Information der Deutschen Nationalbibliothek: Die Deutsche Nationalbibliothek verzeichnet diese Publikation in der Deutschen Nationalbibliografie; detaillierte bibliografische Daten sind im Internet über http://dnb.dnb.de abrufbar.

Verlag: BoD · Books on Demand GmbH, Überseering 33, 22297 Hamburg, bod@bod.de

Druck: Libri Plureos GmbH, Friedensallee 273, 22763 Hamburg

ISBN: 978-3-8192-0656-6

Inhaltsverzeichnis

I

VORWORT: ZEIT FÜR VERÄNDERUNG

Warum dieses Buch?

Du bist über 50, schaust in den Spiegel und fragst dich manchmal: „War's das schon?" oder „Warum meckere ich eigentlich über alles Mögliche?" Keine Sorge, damit bist du nicht allein. Viele Männer in deinem Alter merken, dass sie in der berühmten „Mimimi-Falle" stecken. Doch die gute Nachricht ist: Es gibt einen Weg hinaus! Du musst nicht jeden Mal in die zentrale Notaufnahme Deines Krankenhauses, wenn die Nase läuft und Du musst auch morgens beim Aufstehen keine Geräusche machen, weil der Rücken wehtut.

Dieses Buch ist für dich, weil du das Potenzial hast, deine zweite Lebenshälfte zu der besten überhaupt zu machen. Es ist ein Weckruf, deine innere Komfortzone zu verlassen und dich den Herausforderungen zu stellen, die dich stärker, glücklicher und selbstbewusster machen. Du willst doch nicht mit 57 so leben, wie früher Rentner mit 87 gelebt haben? Wir schreiben im Du-Stil, weil es um dich geht – um deine Schritte, deine Entscheidungen und dein Wohlbefinden. Das Buch wendet sich vor allen Dingen an Männer, die in einer Partnerschaft mit einer Frau leben. Gilt aber in gleicher Weise für Männer, die zusammen mit einem männlichen Partner leben.

Hier gibt es keine langen wissenschaftlichen Abhandlungen oder langweiligen Belehrungen. Stattdessen findest du ehrliche Worte, praktische Übungen und motivierende Denkanstöße. Es soll dir Spaß machen, an dir zu arbeiten, und du wirst sehen: Mit jedem kleinen Fortschritt wächst nicht nur dein Selbstbewusstsein, sondern auch dein Lebensmut. Dieses Buch ist kein Zauberstab, der alles über Nacht verändert. Es ist vielmehr ein Werkzeugkasten, der dir dabei hilft, dich von unnötigem Gejammer zu lösen und stattdessen aktiv und bewusst dein Leben zu gestalten. Du musst nichts perfekt machen – du musst nur anfangen. Wer nach China will, muss morgens aufstehen und losgehen. Wenn Du weiter auf dem Sofa sitzen bleibst und Chips in dich reinfrisst, ändert sich nichts. Außer dein Gewicht. Lass uns gemeinsam den ersten Schritt in Richtung eines erfüllteren, energiegeladenen Lebens machen. Es wird nicht immer leicht, aber es wird sich lohnen. Du wirst merken, dass dann auch deine Partnerschaft glücklicher wird. Happy Wife, happy life.

Die Macht des „Tu was!" – Prinzips

Vielleicht kennst du das: Die Tage ziehen ins Land, und du hast das Gefühl, auf der Stelle zu treten. Immer wieder verschiebst du Dinge auf später oder findest Ausreden, warum jetzt nicht der richtige Moment ist. Das „Tu-Was-Prinzip" ist genau das Gegenteil davon – es ist der Schlüssel, um aus der Endlosschleife des Zögerns auszubrechen.

Die Grundidee ist einfach: Statt zu grübeln, handelst du. Warum? Weil Veränderung erst durch Aktion ins Rollen kommt. Warten darauf, dass Motivation wie ein Blitz aus heiterem Himmel einschlägt, funktioniert meistens nicht. Doch sobald du die ersten Schritte machst, entsteht ein

Dominoeffekt. Kleine Taten bringen Selbstvertrauen und Dynamik ins Spiel. Der erste Schritt mag winzig sein – aber er zählt.

Das **„Tu-Was-Prinzip"** basiert auf einem simplen Kreislauf:

1. **Kleine Schritte**: Niemand verlangt von dir, gleich die Welt zu verändern. Starte mit machbaren, konkreten Zielen.
2. **Konsequenz**: Es geht nicht um Perfektion, sondern um Beständigkeit. Bleib dran, auch wenn es mal schwerfällt.
3. **Erfolg spüren**: Jede noch so kleine Veränderung wirkt. Nutze sie als Antrieb für mehr.

Ein Beispiel: Stell dir vor, du möchtest dich fitter fühlen. Statt direkt zu überlegen, welches Fitnessstudio das Beste ist oder wie du einen perfekten Trainingsplan entwirfst, schnürst du deine Schuhe und gehst einfach los – vielleicht nur zehn Minuten spazieren. Dieser kleine Schritt ist der Startschuss für alles Weitere.

Das „Tu-Was-Prinzip" ist wie ein Muskel, den du trainierst. Je häufiger du handelst, desto leichter wird es dir fallen. Und bald wirst du merken: Es fühlt sich großartig an, die Kontrolle über dein Leben zurückzugewinnen. Also, worauf wartest du? Fang einfach an – jetzt!

KAPITEL 1: DER MIMIMI-MANN – WER BIST DU WIRKLICH?

Kleine Beschwerden – großes Drama

Du kennst das bestimmt: Da piekst es im Rücken, das Knie zwickt nach dem Aufstehen, und die Verdauung spielt auch nicht mehr so mit wie früher. Und schon bist du mitten im nächsten Gedankenkarussell. „Warum ich?", „Jetzt geht's bergab!", oder der Klassiker: „Das Alter macht keinen Spaß mehr." Dabei liegt die eigentliche Herausforderung gar nicht in den Beschwerden selbst, sondern in der Art und Weise, wie du auf sie reagierst. Willkommen in der Welt der „kleinen Beschwerden, großes Drama". Das ist das, was man als „Mimimi" bezeichnet. Aus kleinen Beschwerdchen ein Riesen-Drama machen.

Der Klassiker: Das Zwicken im Rücken

Es beginnt oft unscheinbar. Du bückst dich, um deine Schuhe zuzubinden, und plötzlich ist da dieses unangenehme Ziehen im unteren Rücken. Statt es als das zu sehen, was es meist ist – eine kleine Verspannung oder ein *Warnsignal deines Körpers, sich mehr zu bewegen* – wird daraus schnell eine mittlere Katastrophe.

„Das ist bestimmt der Bandscheibenvorfall, von dem der Kollege erzählt hat", denkst du. Und noch bevor du genauer darüber nachdenkst, hast du dich schon in die Vorstellung hineingesteigert, dass du bald eine Rückenoperation brauchst. Was du dabei ignorierst: Wahrscheinlich würde eine Runde Dehnübungen und ein paar Schritte an der frischen Luft Wunder wirken. Stattdessen setzt du dich aufs Sofa, um „den Rücken zu schonen", was das Problem oft nur verschärft. Oder legst Dich gar hin, was es noch schlimmer macht. Das Einzige, was meist fehlt, ist Bewegung und ein paar Dehn- und Streckübungen.

Beispiel aus dem Leben: Das böse Knie

Peter, 52, ein begeisterter Hobbyläufer, hat plötzlich Schmerzen im rechten Knie. „Das war's", sagt er sich sofort. „Ich werde nie wieder laufen können." Anstatt einen Termin beim Physiotherapeuten zu machen oder leichtere Bewegungsalternativen zu suchen, hängt er seine Laufschuhe an den Nagel und erzählt jedem, der es hören will, wie das Alter ihm seine Lieblingsbeschäftigung genommen hat. Was er nicht sieht: Vielleicht hätte ein einfacher Wechsel zu neuen Schuhen oder ein angepasstes Lauftraining sein Problem gelöst.

Die Wucht der Worte: „Typisch Alter!"

Die Sprache, die du benutzt, spielt eine entscheidende Rolle dabei, wie du auf kleine Beschwerden reagierst. Ein leichter Schmerz im Handgelenk wird schnell zu „meiner kaputten Hand". Eine Erkältung verwandelt sich in „mein Immunsystem macht schlapp". Diese Selbstgespräche verstärken das Drama, weil sie dein Gehirn darauf trainieren, die Situation negativer wahrzunehmen, als sie tatsächlich ist. Dinge sind nicht so, wie sie sind, sondern so, wie wir sie betrachten.

Die Tragödie des Bauchs

Ein weiteres beliebtes Drama-Szenario: Veränderungen im Bauchbereich. Sei es ein bisschen mehr Gewicht, Verdauungsprobleme oder einfach das Gefühl, dass der Stoffwechsel langsamer wird – das „Bauch-Drama" hat viele Facetten. Wenn mal etwas länger im Magen liegt, ist es im Regelfall kein Darmverschluss, sondern nur zu viel oder zu schnell gegessenes Fleisch oder zu fettiges Essen.

Nehmen wir Michael. Er bemerkt, dass sein Hemd am Bauch enger sitzt. Statt zu überlegen, wie er seinen Lebensstil anpassen könnte, beginnt er, sich selbst zu bemitleiden: „Ich werde nie wieder schlank sein." Und weil er das glaubt, greift er in die Chipstüte, um den Frust zu betäuben. Ein Teufelskreis. Aus Hemdgröße 42 wird dann 43, später 44 und dann 45 und 46. Danach kommen dann XXXL und andere Größen. Aber die Füße sieht man dann nicht mehr. Zunahme am Bauch ist aber nicht gottgegeben und keine Strafe im Alter, sondern meist das Ergebnis aus Bewegungsmangel und einem Zuviel an Kalorienzufuhr.

Perspektivwechsel: Beschwerden als Signale verstehen

Anstatt kleine Beschwerden als Rückschläge oder unüberwindbare Hindernisse zu sehen, könntest du sie als **hilfreiche Signale deines Körpers** betrachten. Sie sind oft ein freundliches „Hey, du solltest mal genauer hinschauen!" – eine Einladung, aktiv zu werden.

Zum Beispiel: Dein zwickender Rücken könnte ein Hinweis darauf sein, dass dein Bürostuhl nicht optimal eingestellt ist oder du dich zu wenig bewegst. Dein drückender Bauch könnte dir sagen, dass es Zeit ist, deine Ernährung etwas anzupassen. Dein Körper versucht dir nicht, das Leben schwerzumachen – er will dir helfen, besser auf ihn zu hören.

Humor statt Drama: Die Sache mit der Brille

Manchmal ist ein bisschen Humor die beste Medizin, um dem Drama den Wind aus den Segeln zu nehmen. Stell dir vor, du suchst nach deiner Lesebrille, die – wie du später bemerkst – die ganze Zeit auf deinem Kopf sitzt. Anstatt dich darüber aufzuregen, könntest du dir einfach selbst einen kleinen Lacher gönnen: „Typisch, ich werde langsam zur wandelnden Klischeefigur."

Indem du lernst, auch über deine kleinen Beschwerden zu schmunzeln, nimmst du ihnen die Macht, dich runterzuziehen. Und mal ehrlich, ein wenig Selbstironie hat noch niemandem geschadet. Lache einfach über dich selbst und sage dir: "Du kleiner innerer Schweinehund, du kriegst mich nicht..."

Von der Passivität zur Aktion

Ein häufiger Fehler ist es, sich in eine passive Haltung zu begeben: „Ich kann ja eh nichts dagegen tun." Diese Einstellung lässt kleine Beschwerden wachsen und gibt ihnen Raum, dein Leben zu dominieren. Die Lösung? Werde aktiv.

Hier ein paar Beispiele, wie du ins Handeln kommen kannst:

1. **Das zwickende Knie:** Anstatt das Laufen aufzugeben, probiere gelenkschonende Alternativen wie Schwimmen oder Radfahren aus.

2. **Die Rückenverspannung:** Suche dir einfache Dehnübungen oder probiere Yoga aus. Notfalls gehe in eine Physio-Werkstatt oder dorthin, wo ansonsten auch ambulante Reha angeboten wird. Schildere dein Problem und die zeigen Dir Übungen, die dazu führen, dass Dein Rücken nicht mehr wehtut, wenn Du morgens aufstehst oder lange im Bürostuhl hockst. Meist sind die Schmerzen nur auf

Bewegungsmangel und ein Zuwenig an aufgebauter Muskulatur zurückzuführen. Fitness-Studios wie KIESER-Training und andere bieten hier auch Hilfe an.

3. **Der träge Bauch:** Stelle kleine, machbare Veränderungen in deiner Ernährung um – weniger Zucker, mehr Ballaststoffe.

Fazit: Aus Drama wird Chance

Kleine Beschwerden sind ein Teil des Lebens, vor allem, wenn man älter wird. Doch du hast die Wahl, wie du mit ihnen umgehst. Du kannst sie dramatisieren und dich von ihnen ausbremsen lassen – oder du kannst sie als Chancen nutzen, aktiver und bewusster zu leben. Indem du lernst, deinen Fokus von „Warum passiert das mir?" auf „Was kann ich tun?" zu lenken, übernimmst du die Kontrolle.

Am Ende wirst du merken: Es geht nicht darum, keine Beschwerden zu haben. Es geht darum, wie du darauf reagierst.

Drama war gestern – heute ist Zeit für ACTION.

Die Komfortzone als Käfig

Stell dir deine Komfortzone wie einen bequemen Sessel vor. Sie ist weich, vertraut und vermittelt ein Gefühl von Sicherheit. Du weißt genau, was dich dort erwartet: keine Überraschungen, keine Risiken und – ehrlich gesagt – auch keine wirklichen Herausforderungen. Doch genau das ist das Problem. Dieser vermeintlich sichere Sessel wird mit der Zeit zu deinem Käfig. Ohne es zu merken, wirst du zum Gefangenen deines eigenen Wohlbefindens.

Die Komfortzone ist verführerisch. Sie flüstert dir zu: „Bleib doch hier, warum solltest du dich anstrengen?" Und genau diese Stimme hindert dich daran, Neues zu wagen, über dich hinauszuwachsen und dein Potenzial zu entfalten. Kleine Beschwerden wie das Ziehen im Rücken oder das fehlende Selbstbewusstsein verstärken oft den Drang, sich zurückzuziehen, statt aktiv zu werden. Doch die Wahrheit ist:

Jede großartige Veränderung in deinem Leben beginnt außerhalb deiner Komfortzone.

Beispiele aus dem Leben

Schauen wir uns Markus an, 54 Jahre alt. Markus hatte immer den Traum, Gitarre zu lernen. Doch jedes Mal, wenn er darüber nachdachte, kamen Zweifel auf: „Ich bin zu alt dafür" oder „Ich mache mich doch nur lächerlich." Anstatt diesen Wunsch anzugehen, bleibt Markus lieber vor dem Fernseher sitzen, wo alles sicher und bekannt ist. Seine Komfortzone hält ihn zurück – und der Traum bleibt unerfüllt.

Oder nimm Ulli, der seit Jahren im gleichen Job feststeckt, der ihn unglücklich macht. Er kennt jeden Handgriff, jeden Ablauf, und das gibt ihm ein Gefühl der Kontrolle. Doch tief im Inneren weiß Ulli, dass er längst weiterziehen sollte. Der Gedanke an eine Bewerbung oder ein Vorstellungsgespräch macht ihm jedoch Angst. Also bleibt er, wo er ist, obwohl es ihn frustriert und seine Lebensfreude raubt.

Warum die Komfortzone verlassen?

Was du in deiner Komfortzone nicht findest, ist Wachstum. Der Käfig mag bequem sein, aber er engt dich ein. <u>Wenn du bleibst, wo du bist, wirst du dich nicht weiterentwickeln.</u> Und irgendwann wirst du dich vielleicht fragen: „Was wäre gewesen, wenn ich mich getraut hätte?" Der Gedanke an verpasste Chancen kann schwerer wiegen als das Risiko, welches du eingehen musst.

Die gute Nachricht: Jedes Mal, wenn du dich aus deiner Komfortzone wagst, wird sie größer. Das erste Mal, das Fitnessstudio zu betreten, mag einschüchternd sein, aber mit jedem Besuch wird es normaler. Ein unangenehmes Gespräch mit deinem Chef zu führen, kann dir dabei helfen, Respekt und Selbstbewusstsein zu gewinnen.

Wie du deinen Käfig sprengst

1. **Erkenne den Käfig**: Der erste Schritt ist zu verstehen, was dich zurückhält. Sind es Ängste, Zweifel oder einfach Gewohnheit?

2. **Setze dir kleine Ziele**: Niemand sagt, dass du sofort riesige Sprünge machen musst. Beginne mit kleinen, machbaren Schritten, die dich aus deiner Komfortzone herausführen.

3. **Fokussiere dich auf den Gewinn**: Statt dich auf das Risiko zu konzentrieren, denke an die Chancen. Was kannst du gewinnen, wenn du dich traust?

4. **Feiere deine Fortschritte**: Jede kleine Veränderung ist ein Sieg. Lass dir Zeit, stolz darauf zu sein.

Die Komfortzone ist nur so stark, wie du sie sein lässt. Jeder Schritt, den du außerhalb dieses Käfigs wagst, bringt dich näher zu einem erfüllteren, lebendigeren Leben. Und wer weiß – vielleicht entdeckst du dort draußen Seiten an dir, von denen du nicht einmal wusstest, dass sie existieren. Das Abenteuer beginnt, wenn du aufstehst und dich traust. Jetzt bist du dran!

Wenn Du zu dick wirst, ernähre Dich anders und bewege Dich mehr.

Wenn Du Rückschmerzen bekommst, tue etwas dagegen: Sport, Reha, Dehn- und Streckübungen

Wenn Du Dich im Job unwohl fühlst und zuhause immer darüber klagst, tue etwas dagegen: Sprich mit dem Chef oder wechsele den Job. Auch andere Mütter haben schöne Töchter.

Wenn Du dauernd erkältet bist, esse mehr Vitamine (Salat, Obst, Gemüse), schlafe bei offenem Fenster und schlafe ausreichend viel.

Der Spiegel lügt nicht – Sei ehrlich zu dir selbst

Es gibt diesen einen Moment, den du vielleicht kennst: Du stehst vor dem Spiegel und schaust hinein. Doch was siehst du wirklich? Siehst du nur dein äußeres Erscheinungsbild – die Falten, die grauen Haare, den Bauchansatz – oder siehst du die Person, die dahintersteckt? Der Spiegel mag dir ein objektives Bild deines Äußeren zeigen, aber er ist auch ein mächtiges Werkzeug, um dich mit dir selbst auseinanderzusetzen. Die Frage ist nur: Bist du bereit, ehrlich zu dir selbst zu sein?

Die Kunst der Selbstreflexion

Selbstreflexion ist unbequem. Es bedeutet, den Mut zu haben, die eigenen Schwächen anzusehen, die ungelösten Themen anzupacken und die Verantwortung für das eigene Leben zu übernehmen. Es ist einfacher, Ausreden zu finden: „Ich hatte einfach Pech im Leben", „Das war nicht meine Schuld", oder „So bin ich eben." Doch wenn du dich diesen Ausreden hingibst, bleibst du in einem Zustand der Stagnation gefangen.

Ehrlich zu dir selbst zu sein bedeutet nicht, dich fertigzumachen oder dich zu kritisieren. Es geht darum, die Wahrheit anzunehmen, ohne dich davor zu fürchten. Du kannst dich nur verändern, wenn du bereit bist, dir einzugestehen, wo du gerade stehst – ohne Beschönigungen. Wenn man irgendwo ankommen will, muss man wissen, wo man steht und wo man hinwill. Die meisten scheitern schon daran, dass sie nicht wissen, wo sie gerade stehen. Das muss man sich bewusst machen. Wenn Du bei einer Körpergröße von 1,87m irgendwann mit 55 bei 140kg auf der Waage stehst, bist Du nicht etwas zu kräftig, sondern FETT und stark übergewichtig und auf dem besten Wege, bald 150 und 160kg zu wiegen. Mit „ich bin halt was kräftiger als die anderen" kommst du dann nicht mehr weiter.

Beispiel aus dem Leben: Der innere Dialog

Nimm Stefan, 55 Jahre alt. Stefan merkt, dass er sich in letzter Zeit oft müde und ausgelaugt fühlt. Der Spiegel zeigt ihm, dass er an Gewicht zugenommen hat, doch statt sich ehrlich mit der Situation auseinanderzusetzen, sucht er nach Erklärungen: „Das liegt bestimmt an den Genen," oder „Ich habe einfach so viel Stress." Was Stefan übersieht, ist, dass seine ungesunde Ernährung und mangelnde Bewegung ebenfalls eine Rolle spielen. Sein innerer Dialog ist geprägt von Ausflüchten – und genau das hält ihn davon ab, etwas zu ändern.

Ehrlich zu sein würde für Stefan bedeuten, sich einzugestehen: „Ja, ich habe mich gehen lassen. Aber ich kann etwas dagegen tun." Dieser Schritt erfordert Mut, doch er ist der Beginn jeder Veränderung.

Warum lügen wir uns selbst an?

Es klingt paradox, aber oft belügen wir uns selbst, um uns zu schützen. Die Wahrheit kann schmerzhaft sein, und manchmal ist es einfacher, sie zu ignorieren. Vielleicht hast du Angst vor dem, was du entdecken könntest, wenn du wirklich hinschaust. Vielleicht hast du dich so sehr an bestimmte Gewohnheiten gewöhnt, dass du dir nicht vorstellen kannst, sie zu ändern.

Doch Selbsttäuschung hat ihren Preis. Sie hindert dich daran, zu wachsen und dein Leben wirklich in die Hand zu nehmen. Wenn du ehrlich zu dir selbst bist, gibst du dir die Chance, Verantwortung zu übernehmen und aktiv zu werden. Du erkennst, dass du die Macht hast, dein Leben zu verändern – und das ist ein unglaublich befreiendes Gefühl.

Der Spiegel als Freund, nicht als Feind

Manche Menschen vermeiden den Blick in den Spiegel oder den Blick auf die Waage, weil er sie an Dinge erinnert, die sie lieber verdrängen würden. Doch der Spiegel ist kein Feind. Er ist ein ehrlicher Begleiter, der dir zeigt, wo du gerade stehst. Du kannst ihn nutzen, um dich nicht nur äußerlich, sondern auch innerlich zu reflektieren.

Stell dir vor, du schaust morgens in den Spiegel und fragst dich: „Bin ich zufrieden mit dem, wer ich bin? Lebe ich das Leben, das ich wirklich will?" Es sind keine einfachen Fragen, aber sie sind notwendig. Der Spiegel hilft dir, diese Fragen ehrlich zu beantworten – wenn du den Mut dazu hast.

Übungen für mehr Ehrlichkeit zu dir selbst

1. **Täglicher Check-in:** Nimm dir jeden Morgen eine Minute vor dem Spiegel und stelle dir eine einfache Frage: „Was kann ich heute tun, um ein besseres Ich zu sein?"

2. **Ein Reflexions-Journal:** Schreibe regelmäßig darüber, was gut läuft und wo du Verbesserungsbedarf siehst. Sei dabei ehrlich, aber auch mitfühlend zu dir selbst.

3. **Feedback einholen:** Bitte Menschen, denen du vertraust, um ehrliches Feedback. Manchmal sehen andere Dinge, die du selbst nicht wahrnimmst.

Die Macht der Veränderung

Sich selbst ehrlich im Spiegel zu begegnen, ist der erste Schritt, um aus alten Mustern auszubrechen. Vielleicht stellst du fest, dass du dich selbst lange unterschätzt hast. Vielleicht erkennst du, dass du mehr Potenzial in dir trägst, als du dachtest. Ehrlichkeit zu dir selbst gibt dir die Klarheit und den Antrieb, aktiv zu werden.

Ein Beispiel: Maria, 53, hatte jahrelang das Gefühl, festzustecken. Doch als sie begann, regelmäßig in den Spiegel zu schauen und sich zu fragen, was sie wirklich wollte, erkannte sie, dass sie einen Neuanfang brauchte. Sie kündigte ihren Job und begann eine Ausbildung zur Yogalehrerin – etwas, das sie sich früher nie zugetraut hätte. Heute ist sie glücklicher und erfüllter als je zuvor.

Die Wahrheit befreit

Der Spiegel lügt nicht, und das ist gut so. Ehrlich zu dir selbst zu sein, mag im ersten Moment schwierig sein, aber es ist auch unglaublich befreiend. Du kannst nur wachsen, wenn du bereit bist, die Wahrheit anzunehmen – über dich, dein Leben und deine Möglichkeiten.

Nutze den Spiegel als Werkzeug, um dich besser kennenzulernen und an dir zu arbeiten. Sei ehrlich, aber auch liebevoll zu dir selbst. Und vor allem: Habe den Mut, dich der

Wahrheit zu stellen. Denn sie ist der Schlüssel zu einem erfüllten, selbstbestimmten Leben. Jetzt liegt es an dir, den nächsten Schritt zu machen. Du bist bereit – der Spiegel weiß es schon.

Mimimi – was Deine Frau stören könnte

Manchmal haben sich im Leben Dinge eingeschlichen, von denen man als Mann glaubt, das müsste so sein. Die Frau stört sich aber ggf. dran. Auch, wenn sie es nicht sagt. Dabei wäre es oft so einfach, sie zu ändern. Und schon wirst du dich selbst in einer glücklicheren Beziehung wiederfinden:

- Aus Angst vor einer Darmvorsorge-Untersuchung oder Prostata-Untersuchung gehst Du nicht hin und nimmst in Kauf, dass du ggf. deutlich vor deiner Frau an Darmkrebs stirbst. Von Deiner Frau erwartest du aber, dass sie jedes Jahr zum Gynäkologen geht. Mach dir mal nicht so in die Hose und nehme deine Vorsorgeuntersuchungen auch wahr.

- Du glaubst, dass dein Magen im Alter anders ist und rülpst und pupst beim Essen und begründest das mit der vielen Kohlensäure im Sprudel und deinem Altersmagen. Nimm Rücksicht auf deine Frau.

Du lebst nicht allein in einer Höhle, sondern deine Frau muss dich ertragen, also versuche weniger Geräusche oben und unten aus deinem Körper zu lassen. Manchmal hilft es auch schon, wenn du nicht die ganze Flasche Sprudel auf Ex trinkst, sondern dies gläserweise konsumierst und Schluck für Schluck zu Dir nimmst. Merke dir Opas Spruch „Es isst der Mensch, es frisst das Pferd, bei manchen ist es umgekehrt". Du willst doch kein Pferd sein, oder?

- Du beschwerst dich bei deiner Frau über dein Hühnerauge am kleinen Zeh und kannst deswegen beim Sonntagsspaziergang nicht die ganze Stunde durchhalten. Mimimi. Geh zur Fußpflege, wie es deine Frau auch macht und mach ein Pflaster drauf.

- Deine Frau pflegt sich doch auch, - wie kommst du dann drauf, dich nicht mehr zu rasieren, deine Socken eine Woche anzuziehen oder den nächsten Frisörtermin immer weiter nach hinten zu verschieben? Ein gepflegtes Äußeres ist doch wohl das Mindeste, was dein Partner von dir erwarten kann. Jammere nicht über den Zeitaufwand, den du dafür brauchst. Es sind oft nur ein paar Minuten, die hat jeder. Rasieren dauert keine 3 Minuten am Tag. Die meisten Frauen begrüßen das. Kratzt dann nicht so.

- Wenn Du öfters husten musst, hast Du meist keine schwere Lungenentzündung, sondern z.b. einfach zu viel geraucht. Zunächst solltest Du beim Husten die Hand vor den Mund halten, das lässt bei einigen im Alter auch nach, aber wichtiger noch: Geh der Ursache auf den Grund und tu was dagegen. Dafür gibt es Lungenfachärzte/Pneumologen. Wenn deine Frau nicht raucht, hör auch auf damit. Du willst ja auch keinen Aschenbecher küssen.

- Wenn du einen Zeitungsartikel oder Instagram-Beitrag über eine Krankheit liest, äußere nicht gleich „Das habe ich auch" oder „genau wie bei mir", sondern sei dir bewusst, dass an dir auch ein Hypochonder verloren gegangen sein könnte. Statt sich beharrlich damit zu beschäftigen, was du an schweren oder fortschreitenden Krankheiten haben könntest, beschäftige dich damit, was du tun könntest, was dir Spaß macht und was zu einem gesünderen Leben beiträgt. Zum Beispiel mehr Bewegung an der frischen Luft oder gar Sport.

KAPITEL 2: WARUM JAMMERN? DIE PSYCHOLOGIE DAHINTER

Muster erkennen: Dein persönlicher Jammerzyklus

Wir alle kennen das Gefühl: Etwas läuft schief, der Tag ist nicht so, wie wir ihn uns vorgestellt haben, und plötzlich wird aus einem kleinen Ärgernis eine große Welle des Jammerns. Aber warum passiert das? Und wie kannst du diesen Kreislauf durchbrechen? Um deinen persönlichen Jammerzyklus zu verstehen, musst du zunächst die Muster erkennen, die ihn antreiben. Denn Jammern ist nicht einfach nur ein Verhalten – es ist oft eine erlernte Gewohnheit, die in deinem Denken und Handeln verwurzelt ist.

Manche erwachsene Männern jammern, weil sie das aus der Kindheit kennen. Man hat gejammert und Mama kam zum Trösten. Männer wollen so Aufmerksamkeit von ihrer Partnerin. Etwas Liebe.

Die Anatomie des Jammerns

Der Jammerzyklus beginnt meist mit einer kleinen Unzufriedenheit. Vielleicht ist es das Wetter, das nicht deinen Vorstellungen entspricht, oder das Essen im Restaurant, das nicht ganz so schmeckt, wie du es dir gewünscht hast. Du denkst: „Schon wieder Regen!" oder „Warum kann hier niemand ein vernünftiges Steak zubereiten?" Solche Gedanken sind zunächst harmlos, aber sie haben eine besondere Eigenschaft: Sie ziehen weitere negative Gedanken an.

Ein Beispiel: Du ärgerst dich über den Regen und beginnst, dich daran zu erinnern, wie oft das Wetter schon deine Pläne durchkreuzt hat. Deine Laune sinkt, und ehe du dich versiehst, findest du weitere Gründe, warum alles gerade nicht so läuft, wie du es dir wünschst. Vielleicht fällt dir ein, dass dein Chef heute eine unfaire Bemerkung gemacht hat, oder dass dein Nachbar wieder laut war. Aus einem kleinen Anlass wird eine Kette von negativen Emotionen – und du bist mittendrin im Jammerzyklus.

Der persönliche Jammerzyklus – eine Falle?

Der Jammerzyklus hat eine tückische Eigenschaft: Er fühlt sich manchmal fast angenehm an. Warum? Weil Jammern kurzfristig den Druck mindern kann, den du spürst. Es ist wie ein Ventil, durch das Frust und Ärger entweichen. Doch die Erleichterung ist trügerisch, denn sie löst die eigentliche Ursache deiner Unzufriedenheit nicht. Stattdessen verstärkt sie den negativen Fokus. Das Problem bleibt bestehen – und der Zyklus beginnt von vorne.

Ein Beispiel aus dem Alltag: Benny, 50, ärgert sich über seinen Job. Statt aktiv etwas daran zu ändern, wie etwa ein Gespräch mit seinem Vorgesetzten zu führen oder sich nach Alternativen umzusehen, beklagt er sich jeden Abend bei seiner Frau über die schlechten Arbeitsbedingungen. Er fühlt sich kurzfristig besser, weil er seine Gefühle teilt, aber das Problem bleibt ungelöst. Je länger er sich im Jammerzyklus bewegt, desto schwerer fällt es ihm, aktiv zu werden.

Die Rolle deiner Gedanken und Emotionen

Der Jammerzyklus wird maßgeblich durch deine Gedanken und Emotionen gesteuert. Hier spielt die sogenannte „Negativitätsverzerrung" eine Rolle – eine natürliche Tendenz des menschlichen Gehirns, sich stärker auf negative Erfahrungen zu konzentrieren als auf positive. Diese Verzerrung ist evolutionär bedingt: Sie half unseren Vorfahren, Gefahren zu erkennen und darauf zu reagieren. Doch in deinem Alltag führt sie dazu, dass du negative Ereignisse stärker wahrnimmst und ihnen mehr Gewicht gibst. Du brauchst keinen Tiger mehr vor Deiner Höhle zu erwarten.

Ein Beispiel: Wenn du einen schlechten Tag hattest, könntest du abends vor allem die Dinge aufzählen, die nicht gut gelaufen sind – das Verkehrschaos, die unfreundliche Kassiererin, die vergessene Aufgabe. Die positiven Momente, wie etwa das Lächeln eines Kollegen oder der gute Kaffee am Morgen, geraten dabei leicht in den Hintergrund. Dieses Muster verstärkt den Jammerzyklus, weil es deinem Gehirn beibringt, Negatives zu priorisieren. Das bringt dir aber nichts und bringt dich nicht weiter, sondern nur runter.

Muster erkennen – Der erste Schritt zur Veränderung

Um deinen persönlichen Jammerzyklus zu durchbrechen, musst du zunächst die Muster erkennen, die ihn antreiben. Das bedeutet, genau hinzuschauen, welche Gedanken, Situationen oder Emotionen ihn auslösen. Sei ehrlich zu dir selbst: Wann und warum beginnst du zu jammern? Gibt es bestimmte Auslöser, wie Stress, Enttäuschung oder Unsicherheit? Oder sind es bestimmte Zeiten, wie nach der Arbeit oder während einer Unterhaltung mit Freunden?

Ein Beispiel: Alexandra, 53, merkt, dass sie vor allem dann jammert, wenn sie sich überfordert fühlt. Sobald der Arbeitstag hektisch war, beginnt sie, sich über Kleinigkeiten zu ärgern – sei es der leere Kühlschrank oder die Wäsche, die noch gemacht werden muss. Indem sie dieses Muster erkennt, kann sie anfangen, gezielt gegenzusteuern, etwa indem sie sich kleine Pausen gönnt, bevor der Frust überhandnimmt.

Die drei Phasen des Jammerzyklus

Der Jammerzyklus lässt sich grob in drei Phasen unterteilen:

1. **Der Auslöser:** Eine Situation, die deine Unzufriedenheit auslöst. Dies kann eine kleine Enttäuschung oder ein größerer Frust sein.

2. **Die Verstärkung:** Deine Gedanken und Emotionen beginnen, sich zu verdichten und weitere negative Aspekte hervorzubringen.

3. **Die Gewohnheit:** Das Jammern wird zur Routine – und du merkst vielleicht nicht einmal, dass du dich im Zyklus befindest.

Indem du diese Phasen bewusst machst, kannst du beginnen, den Zyklus zu unterbrechen.

Strategien, um den Jammerzyklus zu durchbrechen

Hier sind einige praktische Ansätze, die dir helfen können, aus deinem persönlichen Jammerzyklus auszubrechen:

1. **Achtsamkeit üben:** Werde dir bewusst, wann du zu jammern beginnst, und stoppe dich aktiv. Stelle dir die Frage: *„Hilft mir das Jammern gerade weiter?"*

2. **Positive Gegenbeispiele suchen:** Versuche, bewusst nach positiven Momenten zu suchen, die den negativen Gedanken entgegenwirken.

3. **Aktiv statt passiv werden:** Statt dich über eine Situation zu beklagen, *überlege, wie du sie ändern kannst.* Jeder noch so kleine Schritt zählt.

4. **Dankbarkeit kultivieren:** Mache es dir zur Gewohnheit, jeden Tag drei Dinge aufzuschreiben, für die du dankbar bist. Dies trainiert dein Gehirn, Positives zu priorisieren.

Ein Beispiel: Peter merkt, dass er oft jammert, wenn sein Knie schmerzt. Statt sich weiter darüber zu beklagen, beginnt er, regelmäßig leichte Übungen zu machen, um seine Muskulatur zu stärken. Nach einigen Wochen fühlt er sich besser – und der Jammerzyklus ist durchbrochen.

Fazit: Jammern ist keine Lösung

Dein persönlicher Jammerzyklus mag wie ein festgefahrenes Muster wirken, doch du hast die Macht, ihn zu verändern. Indem du die Muster erkennst, die ihn antreiben, und bewusst gegensteuerst, kannst du dich aus der Falle des Jammerns befreien. Denke daran: Jammern mag kurzfristig erleichtern, aber es löst keine Probleme. Veränderung beginnt dort, wo du aktiv wirst und Verantwortung übernimmst.

Die Erkenntnis, dass du selbst die Kontrolle über deinen Jammerzyklus hast, ist der erste Schritt zu einem positiveren und erfüllteren Leben. Du kannst die Spirale durchbrechen – und zwar heute. Denn der Schlüssel liegt nicht im Jammern, sondern im Handeln. Jetzt liegt es an dir, die Muster zu erkennen und aktiv zu werden. Du schaffst das!

Deine Frau will abends auch niemanden zuhause, der den ganzen Abend erzählt, wie bescheiden heute alles war.
Sieh das Positive und versuche, das Negative zu ändern.
Konzentriere dich aber nicht auf das Negative.

Gesellschaftliche Prägungen und ihre Auswirkungen

Hast du dich jemals gefragt, warum du in bestimmten Situationen automatisch auf eine bestimmte Art und Weise reagierst? Warum Jammern (Mimimi) und Unzufriedenheit manchmal wie eine zweite Natur erscheinen? Die Antwort darauf liegt oft nicht in deiner persönlichen Geschichte allein, sondern in der Gesellschaft, die dich geprägt hat. Gesellschaftliche Prägungen beeinflussen, wie wir denken, fühlen und handeln – und manchmal merken wir nicht einmal, wie tief sie in uns verwurzelt sind.

Der Jammerkult unserer Kultur

In vielen Gesellschaften ist Jammern mehr als nur eine persönliche Angewohnheit – es ist beinahe ein kulturelles Ritual. Ein typisches Beispiel: Smalltalk über das Wetter. Wie oft hörst du Sätze wie „Immer dieses Regenwetter!" oder „Früher war der Sommer besser"? Dieses scheinbar harmlose Klagen dient oft als soziale Verbindung, aber es sendet auch unterschwellig die Botschaft: Jammern ist normal.

Noch stärker fällt dieser Einfluss aus, wenn Jammern und Negativität innerhalb deiner Familie oder deines Freundeskreises zur Gewohnheit geworden sind. Wenn dein Umfeld sich regelmäßig über Politik, Arbeit, das Leben oder das Alter beschwert, wirst du unbewusst in diese Denkweise hineingezogen. Gesellschaftliche Prägungen schaffen Erwartungen und Verhaltensweisen, die sich nur schwer durchbrechen lassen, weil sie tief in unserem sozialen Miteinander verankert sind. Achte einmal darauf, wie oft erste Sätze bei Treffen mit anderen Menschen negativ behaftet sind. Auf die Frage „Wie geht es dir?" antworten meist über die Hälfte der Befragten mit irgendwelchen Leiden oder Jammern. Von zu wenig Schlaf, kranken Kindern, zu leistenden Überstunden bis zum kaputten Auto reicht die Bandbreite der Negativdinge, die oft als erstes kommen. Setze ein Gegenbeispiel und antworte mit „Mir geht es gut, ich kann nicht klagen. Genaugenommen sogar sehr gut". Und du wirst staunen, wie erstaunt das Gegenüber ist, weil gesellschaftliche Konvention ist „Jammern" und nicht „Ich bin zufrieden".

Leistungsgesellschaft und Perfektionsdruck

Ein weiterer Faktor, der uns prägt, ist der allgegenwärtige Druck, in einer Leistungsgesellschaft „perfekt" zu sein. Ab einem bestimmten Alter kann dieser Druck besonders schwer wiegen. Plötzlich kommen Fragen auf wie: „Was habe ich in meinem Leben erreicht?" oder „Bin ich erfolgreich genug?" Die ständige Jagd nach Erfolg und Anerkennung führt oft dazu, dass wir uns selbst kritisieren und unser Leben im Vergleich mit anderen negativ bewerten.

Ein Beispiel: Betty, 51, fühlt sich unter Druck gesetzt, in ihrem Job weiterhin als der „Macherin" wahrgenommen zu werden. Jede kleine Rückmeldung, die auf Schwäche hindeuten könnte, nimmt sie persönlich und interpretiert sie als Versagen. Statt stolz auf ihre bisherigen Erfolge zu sein, jammert sie über die Anforderungen, die sie sich selbst auferlegt hat.

Das Männerbild der Gesellschaft

Ein spezieller Aspekt, der dich beeinflussen kann, ist das gesellschaftliche Männerbild. Männern wird oft vermittelt, dass sie stark, unabhängig und erfolgreich sein müssen.

Indianer weinen nicht. Männer müssen die Familien ernähren und ähnlich antiquierte Bilder geistern durch die Köpfe. Verletzlichkeit oder Unsicherheiten zu zeigen, wird als Schwäche ausgelegt – und deshalb greifen viele Männer auf Jammern zurück, um Frustrationen auszudrücken, ohne sich „verletzlich" zu zeigen. Doch dieses Verhalten führt selten zu Lösungen und oft dazu, dass Probleme unter der Oberfläche weiter brodeln.

Ein Beispiel: Thomas, 54, hat das Gefühl, dass er den Erwartungen seiner Familie nicht gerecht wird. Statt offen über seine Ängste zu sprechen, beklagt er sich über äußere Umstände: die hohen Lebenshaltungskosten, die steigenden Erwartungen seiner Kollegen oder die Unfairness des Lebens allgemein. Dieses Verhalten ist eine Schutzstrategie, die ihm kurzfristig Erleichterung verschafft, aber langfristig verhindert, dass er sich seinen wahren Herausforderungen stellt.

Wie soziale Medien den Zyklus verstärken

Ein moderner Aspekt gesellschaftlicher Prägungen ist der Einfluss sozialer Medien. Plattformen wie Instagram, Facebook oder LinkedIn setzen uns ständig idealisierten Bildern von Erfolg, Schönheit und Glück aus. Diese Vergleiche können dazu führen, dass wir uns selbst unzureichend fühlen – und das Jammern verstärken. „Warum ist mein Leben nicht so perfekt wie das der anderen?" ist eine Frage, die sich viele stellen, wenn sie durch die scheinbar makellosen Posts in ihrem Feed scrollen. Wenn man als Sachbearbeiter im Krankenhaus die schönen Instagram-Videos scheinbar erfolgreicher Geschäftsleute sieht, die FIRST CLASS fliegen und auf den Malediven im Pool liegen, ist die Versuchung oft groß, sich selbst als Looser zu sehen, weil man das nicht geschafft hat.

Ein Beispiel: Christian, 50, vergleicht sich oft mit alten Schulfreunden, die auf sozialen Medien ihre beruflichen Erfolge und Reisen posten. Anstatt sich auf seine eigenen Stärken und Errungenschaften zu konzentrieren, empfindet er Neid und Frust – Gefühle, die er in regelmäßiges Jammern über seine vermeintlich schlechten Lebensumstände umwandelt.

Der Trick ist, sich zu freuen, dass es einem besser geht als vielen anderen, denen es schlechter geht. Und sich nicht an den paar wenigen zu orientieren, denen es scheinbar noch besser geht. Außerdem haben diese Menschen oft ggf. nur mehr Geld. Sind sie deshalb auch glücklicher? Oft nicht.

Gesellschaftliche Prägungen durchbrechen

Die gute Nachricht: Auch wenn diese Prägungen stark sind, kannst du sie durchbrechen. Hier sind einige Ansätze:

1. **Hinterfrage die Normen:** Überlege, welche gesellschaftlichen Erwartungen dich beeinflussen. Müssen sie wirklich deine Handlungen und Gedanken bestimmen?

2. **Verändere dein Umfeld:** Wenn dein Freundeskreis oder deine Kollegen ständig jammern, kannst du versuchen, positive Impulse zu setzen oder den Kontakt mit inspirierenden Menschen zu suchen.

3. **Mach dir deine eigenen Werte bewusst:** Definiere, was dir wirklich wichtig ist, unabhängig davon, was die Gesellschaft von dir erwartet.

Vom Fremdbestimmtsein zur Eigenverantwortung

Es ist wichtig, sich bewusst zu machen, dass gesellschaftliche Prägungen uns formen, aber nicht definieren müssen. Du hast die Freiheit, dich von ihnen zu lösen und dein eigenes Leben zu gestalten. Es mag nicht immer einfach sein, gegen den Strom zu schwimmen, aber es ist der einzige Weg, um ein authentisches, erfülltes Leben zu führen.

Denke daran: **Die Gesellschaft mag viele Stimmen haben, aber die wichtigste ist deine eigene.** Es ist an der Zeit, ihr Gehör zu schenken – und das Jammern hinter dir zu lassen. Deine zweite Lebenshälfte wartet darauf, dass du sie in die Hand nimmst. Also los!

Erfülle nicht die Erwartungen anderer, sondern Deine. Lass Dich nicht gehen und nicht fallen, sondern nehme Dein Schicksal selbst in die Hand.

Die Sehnsucht nach Aufmerksamkeit und Anerkennung

Es liegt in der Natur des Menschen, wahrgenommen zu werden. Aufmerksamkeit und Anerkennung sind nicht nur angenehme Nebeneffekte des sozialen Miteinanders – sie sind tief in unserer Psyche verwurzelt. Bereits als Kind lernst du, dass Lob und Beachtung sich gut anfühlen und dich ermutigen, weiterzumachen. Doch diese Sehnsucht begleitet dich auch im Erwachsenenalter, und manchmal wird sie zu einer treibenden Kraft hinter deinem Verhalten – besonders dann, wenn sie unerfüllt bleibt.

Warum wir Anerkennung brauchen

Das Bedürfnis nach Anerkennung ist kein Zeichen von Schwäche, sondern ein Ausdruck unserer sozialen Natur. **Menschen sind darauf angewiesen, in einer Gemeinschaft Akzeptanz und Wertschätzung zu erfahren.** Es gibt uns das Gefühl, wichtig zu sein, einen Unterschied zu machen und dazuzugehören. Doch was passiert, wenn diese Anerkennung ausbleibt? Oft suchen wir unbewusst nach Alternativen, und eine davon ist – du ahnst es – das Jammern. Mimimi bringt Aufmerksamkeit.

Wenn du dich über Dinge beschwerst, lenkst du die Aufmerksamkeit auf dich. Deine Worte signalisieren: „Schau her, ich kämpfe, ich habe es nicht leicht." Die Reaktion deines Umfelds, sei es durch Zuspruch oder Empathie, gibt dir kurzfristig das Gefühl, gehört und verstanden zu werden. Doch dieses Muster birgt eine Gefahr: Es ersetzt echte Verbindung und echte Anerkennung durch oberflächliche und oft negative Interaktionen.

Das Problem der oberflächlichen Aufmerksamkeit

Ein Beispiel: Joshua, 52, erzählt immer wieder von den Problemen in seinem Job. Seine Kollegen hören ihm zu, nicken mitfühlend und stimmen ihm vielleicht sogar zu. Für einen Moment fühlt sich Joshua bestätigt – doch diese Bestätigung ist flüchtig. Sie löst weder seine Probleme noch gibt sie ihm das Gefühl, wirklich für das geschätzt zu werden, was er ist oder was er leistet. Langfristig bleibt das Bedürfnis nach echter Anerkennung unerfüllt.

Hier zeigt sich das Hauptproblem: ***Aufmerksamkeit durch Jammern ist wie leere Kalorien – sie stillt den Hunger kurzfristig, hinterlässt aber ein Gefühl der Leere.***

Gesellschaftliche Verstärkung

Die Sehnsucht nach Anerkennung wird oft durch gesellschaftliche Prägungen verstärkt. In einer Welt, die Leistung und Erfolg ständig misst, wächst der Druck, sich zu beweisen. Du möchtest zeigen, dass du mithalten kannst, dass du Bedeutung hast – und manchmal wird das durch negative Aufmerksamkeit kompensiert, wenn positive nicht ausreicht.

Ein weiteres Beispiel: Serine, 49, fühlt sich in ihrem Freundeskreis oft übergangen. Statt ihre Freunde direkt darauf anzusprechen, äußert sie sich häufiger negativ über die Themen, die angesprochen werden, in der Hoffnung, dass die Gruppe ihre Ansichten bemerkt. Doch das Resultat ist meist das Gegenteil: Die Freunde nehmen sie als negativ wahr, und ihre eigentliche Sehnsucht nach Wertschätzung bleibt unerfüllt.

Wie du echte Anerkennung findest

Der Schlüssel liegt darin, die Sehnsucht nach Aufmerksamkeit und Anerkennung auf eine gesunde Weise zu befriedigen. Hier sind ein paar Strategien:

1. **Sei authentisch:** Statt Aufmerksamkeit durch negative Äußerungen zu suchen, konzentriere dich darauf, deine echten Stärken und Meinungen zu teilen. Menschen schätzen Ehrlichkeit und Authentizität.

2. **Lobe andere:** Anerkennung ist keine Einbahnstraße. Indem du anderen Anerkennung gibst, stärkst du die Beziehung zu ihnen und erhältst oft auch Wertschätzung zurück.

3. **Erkenne dich selbst an:** Warte nicht immer auf die Anerkennung von außen. Führe ein Erfolgstagebuch, in dem du jeden Tag drei Dinge aufschreibst, auf die du stolz bist. So stärkst du dein eigenes Selbstwertgefühl.

4. **Führe tiefere Gespräche:** Statt dich auf oberflächliche Interaktionen zu verlassen, suche nach Gelegenheiten, mit anderen über echte, bedeutungsvolle Themen zu sprechen.

Anerkennung, die wirklich zählt - statt Mimimi

Die Sehnsucht nach Aufmerksamkeit und Anerkennung ist ein natürlicher Teil des Menschseins. Doch wie du diese Sehnsucht stillst, macht den Unterschied. Oberflächliches Jammern mag kurzfristig helfen, doch echte Erfüllung findest du nur, wenn du dich auf tiefere Verbindungen einlässt – mit anderen und mit dir selbst.

Anstatt nach Anerkennung durch negative Aufmerksamkeit zu suchen, kannst du lernen, deine Stärken zu zeigen und deinem Leben Bedeutung zu geben. So wirst du nicht nur gehört, sondern wirklich gesehen – und das ist der Unterschied, der zählt.

KAPITEL 3: DIE 50ER-EIN JAHRZEHNT DER MÖGLICHKEITEN

Die zweite Lebenshälfte beginnt jetzt

Die 50er – für viele Männer fühlt sich dieses Lebensjahrzehnt wie ein Übergang an, eine Schwelle zwischen „noch jung" und „bald alt". Doch das ist ein Trugschluss. Die Wahrheit ist: Deine 50er sind nicht das Ende, sie sind ein Anfang. Es ist ein Jahrzehnt voller Möglichkeiten, in dem du dein Leben neu definieren, gestalten und in vollen Zügen genießen kannst. Es wäre viel zu schade, diese aufregende Zeit durch Jammern oder eine pessimistische Einstellung zu vertun. Denn mal ehrlich: Warum dich selbst in die Rolle eines „kranken und jammernden Rentners" stecken, wenn das Leben noch so viel zu bieten hat?

Der Mythos des „alten Mannes"

Beginnen wir mit einem weitverbreiteten Irrtum: Mit 50 bist du alt. Diese Vorstellung hat sich tief in unserer Gesellschaft verankert, doch sie ist schlichtweg falsch. Mit 50 hast du oft noch mehr als 30 Jahre vor dir – drei Jahrzehnte, die du nutzen kannst, um zu wachsen, zu genießen und dich selbst neu zu erfinden. Alt bist du dann, wenn du dich selbst aufgibst. Das Alter ist nicht das Problem, sondern deine Einstellung dazu.

Ein Beispiel: Sieh dir bekannte Persönlichkeiten an, die ihre größten Erfolge erst nach ihrem 50. Geburtstag erreicht haben. Harland Sanders, der Gründer von KFC, war 65, als er mit seinem Franchise-System begann. Deine 50er können der Startpunkt für etwas Großes sein – aber nur, wenn du bereit bist, die Chancen zu ergreifen.

Körperliche Fitness: Es ist nie zu spät

Vielleicht denkst du: „Mit 50 ist mein Körper nicht mehr das, was er mal war." Und ja, Veränderungen sind normal – aber sie bedeuten nicht, dass du dich damit abfinden musst. Tatsächlich können Männer in ihren 50ern oft fitter und gesünder werden als je zuvor, wenn sie aktiv etwas dafür tun.

Statt über Rückenschmerzen, Knieprobleme oder ein paar zusätzliche Kilos zu jammern, könntest du diesen Punkt deines Lebens als Gelegenheit sehen, deinen Körper wieder in Schwung zu bringen. Egal ob Krafttraining, Yoga, Wandern oder Radfahren – es gibt unzählige Möglichkeiten, um deine körperliche Fitness zu steigern und dich stärker zu fühlen als je zuvor. Stell dir vor, wie gut es sich anfühlt, in deinen 50ern besser in Form zu sein als mit 30. Das ist nicht nur möglich, sondern machbar – wenn du aufhörst, dich selbst zu limitieren.

Beruflich durchstarten

Deine 50er sind nicht das Ende deiner Karriere – sie könnten sogar der Höhepunkt sein. Mit der Erfahrung, die du in deinem Leben gesammelt hast, bist du ein wertvolles Kapital in jeder Branche. Du kennst die Stolpersteine, weißt, wie man mit Herausforderungen umgeht, und hast die Gelassenheit, die jüngeren Kollegen oft fehlt.

Jetzt ist die perfekte Zeit, um beruflich neue Wege zu gehen. Vielleicht möchtest du deine Expertise nutzen, um als Mentor anderen zu helfen, oder du möchtest eine ganz neue Richtung einschlagen – eine Selbstständigkeit, ein Herzensprojekt, das du lange aufgeschoben hast, oder eine Weiterbildung in einem Bereich, der dich schon immer fasziniert hat.

Ein Beispiel: Rolf, 54, arbeitete jahrzehntelang in der Buchhaltung. Doch es war nie seine Leidenschaft. Mit 52 begann er, an den Wochenenden Kurse in Fotografie zu belegen. Heute, mit 55, hat er seine eigene kleine Firma gegründet und fotografiert Landschaften und Porträts – etwas, das ihn erfüllt und ihm eine neue Perspektive auf das Leben gibt. Er lädt Bilder in Online-Datenbanken hoch und verdient damit Geld. Eine Möglichkeit, die es noch gar nicht gab, als er 20 Jahre alt war.

Beziehungen neu beleben

In deinen 50ern kannst du auch deine Beziehungen auf ein neues Level heben. Egal ob Partnerschaft, Freundschaften oder Familie – jetzt ist die Zeit, um tiefergehende Verbindungen zu knüpfen. Statt sich auf alte Konflikte oder eingefahrene Muster zu fokussieren, könntest du diese Lebensphase nutzen, um neue Seiten an den Menschen um dich herum zu entdecken.

Ein Beispiel: Martin und seine Frau Barbara waren nach 25 Jahren Ehe in einen Trott geraten. Statt sich gegenseitig Vorwürfe zu machen, entschieden sie sich, ihre Freizeit anders zu gestalten. Sie begannen, gemeinsam Kochkurse zu besuchen und zu reisen – und fanden so nicht nur zu neuen Interessen, sondern auch zueinander zurück.

Deine mentale Stärke entfalten

Das Leben in deinen 50ern bietet dir die Chance, an deiner mentalen Stärke zu arbeiten. Mit all den Erfahrungen, die du gesammelt hast, bist du besser gerüstet, um mit Herausforderungen umzugehen und dich auf das zu konzentrieren, was wirklich zählt. Jetzt ist die Zeit, dich von Selbstzweifeln und negativen Denkmustern zu verabschieden.

Ein Schlüssel dazu ist die Dankbarkeit. Indem du dich bewusst auf die positiven Aspekte deines Lebens konzentrierst – deine Gesundheit, deine Beziehungen, deine Erfolge – kannst du deine Sichtweise verändern und eine optimistische Grundhaltung entwickeln. Diese innere Stärke hilft dir, schwierige Situationen zu meistern und das Leben mit neuer Energie anzugehen.

Freizeit und Abenteuer: Entdecke die Welt

Die 50er sind auch eine großartige Zeit, um die Welt zu erkunden und Abenteuer zu erleben. Ob Reisen, neue Hobbys oder das Erlernen einer Sprache – es gibt unendlich viele Möglichkeiten, deinen Horizont zu erweitern. Stell dir vor, wie bereichernd es sein könnte, eine neue Kultur zu entdecken, ein Instrument zu lernen oder dir einen lang gehegten Traum zu erfüllen.

Ein Beispiel: Hans, 53, hatte immer davon geträumt, Motorrad zu fahren, traute sich aber nie, den Führerschein zu machen. Mit 50 beschloss er, den Schritt zu wagen – und es wurde zu einer seiner größten Leidenschaften. Heute reist er auf seinem Motorrad durch Europa und fühlt sich freier und lebendiger als je zuvor.

Dein Beitrag zur Gesellschaft

In deinen 50ern hast du die Möglichkeit, der Gesellschaft etwas zurückzugeben. Deine Erfahrungen, dein Wissen und deine Fähigkeiten können einen positiven Einfluss auf andere haben. Ob durch ehrenamtliche Arbeit, das Mentoring von jüngeren Menschen oder das Engagement in deiner Gemeinde – du kannst einen Unterschied machen.

Ein Beispiel: Stefan, 57, begann nach seiner Pensionierung als Lehrer, Jugendlichen aus schwierigen Verhältnissen Nachhilfe zu geben. Es wurde nicht nur zu einer erfüllenden Aufgabe für ihn, sondern auch zu einer Quelle der Inspiration für die jungen Menschen, die von seiner Unterstützung profitierten. Andere lassen sich in den Gemeinderat wählen oder werden Kassenprüfer im Kaninchenzüchterverein. Oder helfen ehrenamtlich bei der Tafel mit, wenn es darum geht, Lebensmittel bei Supermärkten abzuholen.

Fazit: Lebe deine Möglichkeiten

Die zweite Lebenshälfte beginnt jetzt – und sie ist voller Chancen, die darauf warten, von dir ergriffen zu werden. Deine 50er sind kein Ende, sondern ein **Anfang**. Es liegt an dir, ob du diese Zeit mit Jammern und Stillstand verbringst oder ob du sie nutzt, um ein neues Kapitel aufzuschlagen.

Erlaube dir, zu träumen, aktiv zu werden und das Leben in vollen Zügen zu genießen. Du hast mehr Möglichkeiten, als du denkst – und du bist nicht zu alt, um sie zu ergreifen. Die beste Zeit, um zu handeln, ist jetzt. Worauf wartest du? Die Welt gehört dir! Ohne Mimimi.

Was hält dich zurück? Mythen über das Alter

Das Alter – ein Thema, über das so viele klischeehafte Vorstellungen existieren. Besonders in den 50ern neigt man dazu, sich von Mythen über das Älterwerden bremsen zu lassen. Doch die gute Nachricht ist: Viele dieser Mythen sind genau das – bloße Mythen. Sie haben so viel weniger mit der Realität zu tun, als wir oft annehmen. Tatsächlich ist es oft nur unsere eigene Einstellung, die uns zurückhält, und nicht das Alter selbst. Lass uns diese Mythen einmal genauer betrachten, sie entlarven und herausfinden, was wirklich in deinen 50ern möglich ist.

Mythos 1: „Ich bin zu alt, um etwas Neues zu beginnen."

Das ist einer der häufigsten Mythen, die Männer in ihren 50ern davon abhalten, Neues auszuprobieren oder Herausforderungen anzunehmen. „Zu alt" – was soll das überhaupt bedeuten? Es ist nie zu spät, etwas Neues zu lernen, zu erleben oder eine neue Richtung einzuschlagen. Tatsächlich zeigen viele Studien, dass Menschen auch im späteren Leben noch unglaubliche Erfolge erzielen können, wenn sie bereit sind, sich aus ihrer Komfortzone zu bewegen.

Beispiel gefällig? Johann Wolfgang von Goethe vollendete „Faust II" mit 82 Jahren. Und das ist kein Einzelfall. Es gibt unzählige Beispiele von Menschen, die in späteren Jahren beruflich neu angefangen haben, ein Instrument gelernt haben oder eine Weltreise gemacht haben. „Zu alt" ist eine Ausrede, die nur in deinem Kopf existiert. Solange du bereit bist, den ersten Schritt zu machen, bist du nicht zu alt.

Du kannst sowohl mit 50 wie auch mit 57 noch eine Selbstständigkeit wagen, den Job wechseln oder auch in eine andere Stadt ziehen. Auch Auswandern kann man in den 50er-Jahren. Man ist mit 50 ja noch lange nicht tot. Auch nicht, wenn man im Rücken merkt, wenn man sich bückt.

Mythos 2: „Mein Körper kann nicht mehr."

Natürlich verändert sich dein Körper mit der Zeit – das ist normal. Aber das bedeutet nicht, dass er nicht mehr leistungsfähig ist. Was wirklich zählt, ist, wie du dich um deinen Körper kümmerst. Selbst kleine Veränderungen wie regelmäßige Bewegung, eine bessere Ernährung oder ausreichend Schlaf können einen großen Unterschied machen.

Ein Beispiel: Mike, 56, hatte jahrelang keinen Sport mehr gemacht. Er war überzeugt, dass sein Körper „nicht mehr so kann wie früher". Doch dann begann er mit leichtem Joggen und ergänzte es mit Kraftübungen. Nach einigen Monaten fühlte er sich fitter und vitaler als in seinen 40ern.

Die Wahrheit ist: Dein Körper passt sich an, wenn du ihn forderst – ganz gleich, in welchem Alter.

Mythos 3: „Im Alter wird man einsam."

Viele Männer glauben, dass ihre sozialen Kontakte im Laufe der Jahre weniger werden und sie sich zwangsläufig isolierter fühlen. Doch auch dieser Mythos hält nicht stand, wenn du aktiv dagegen arbeitest. Die 50er sind eine großartige Zeit, um alte Freundschaften zu pflegen und neue Verbindungen aufzubauen. Ob durch Hobbys, Vereine oder ehrenamtliches Engagement – die Möglichkeiten, Menschen kennenzulernen, sind vielfältig.

Ein Beispiel: Martin, 52, trat einem Wanderverein bei, weil er sich mehr Bewegung und Gesellschaft wünschte. Dort lernte er nicht nur Gleichgesinnte kennen, sondern schloss auch einige wertvolle Freundschaften, die ihm neuen Lebensmut gaben.

Mythos 4: „Ich bin weniger produktiv als früher."

Es stimmt, dass du in deinen 50ern vielleicht nicht mehr die gleiche Energie wie in deinen 20ern hast – aber das heißt nicht, dass du weniger produktiv bist. Im Gegenteil: Mit der Lebenserfahrung, die du gesammelt hast, kannst du oft effizienter und klüger arbeiten. Es geht nicht mehr darum, Dinge schnell zu erledigen, sondern sie richtig zu machen.

Ein Beispiel aus der Arbeitswelt: Viele Unternehmen schätzen die Gelassenheit und den Weitblick älterer Mitarbeiter. Du könntest deine Fähigkeiten nutzen, um als Mentor zu fungieren, Projekte zu leiten oder dein Wissen weiterzugeben. Produktivität ist nicht nur eine Frage der Energie, sondern auch der Effektivität – und darin bist du jetzt besser denn je.

Mythos 5: „Das Beste liegt hinter mir."

Einer der destruktivsten Mythen ist der Glaube, dass die besten Jahre deines Lebens bereits vorbei sind. Doch das Leben ist kein Abzählreim, bei dem alles ab einem bestimmten Punkt bergab geht. Deine besten Jahre sind die, die du selbst dazu machst – und deine 50er bieten dir unzählige Chancen, genau das zu tun.

Statt in Nostalgie zu schwelgen und das Vergangene zu idealisieren, könntest du dich fragen: „Was wollte ich immer schon tun, habe es aber nie umgesetzt?" Vielleicht träumst du davon, eine Sprache zu lernen, ein Buch zu schreiben oder eine neue Sportart auszuprobieren. Jetzt ist die Zeit, diese Träume in die Tat umzusetzen.

Was hält dich wirklich zurück?

Wenn wir ehrlich sind, dann ist es oft nicht das Alter, das uns zurückhält, sondern unsere eigenen Ängste und Zweifel. Es ist einfacher, die Schuld auf „das Alter" zu schieben, als Verantwortung für die eigenen Entscheidungen zu übernehmen. Doch sobald du diese Mythen entlarvst, kannst du beginnen, aktiv an deiner Zukunft zu arbeiten.

Hier sind einige Tipps, um die Mythen über das Alter hinter dir zu lassen:

1. **Hinterfrage deine Glaubenssätze:** Frage dich bei jedem „Ich bin zu alt, um...": Ist das wirklich wahr oder nur eine Ausrede?

2. **Umgebe dich mit positiven Vorbildern:** Suche nach Menschen, die in deinen 50ern oder älter sind und ein aktives, erfülltes Leben führen.

3. **Bleibe neugierig:** Egal, ob es sich um Hobbys, Reisen oder neue Fähigkeiten handelt – Neugier hält dich geistig und körperlich jung.

4. **Sei freundlich zu dir selbst:** Alter ist keine Strafe, sondern eine Gelegenheit, dich selbst besser kennenzulernen und bewusster zu leben.

Dein Alter ist eine Chance, keine Hürde

Die 50er sind keine Zeit, um sich zurückzulehnen und das Leben an sich vorbeiziehen zu lassen. Sie sind ein Jahrzehnt der Möglichkeiten – eine Zeit, in der du die Freiheit hast, dich selbst neu zu erfinden, Ziele zu verfolgen und das Leben zu genießen. Lass dich nicht von Mythen bremsen, die dich kleinhalten. Du hast die Kontrolle über dein Leben – und das Beste kann immer noch vor dir liegen. Es liegt an dir, es zu erkennen und danach zu handeln.

Deine verborgenen Stärken

Als Mann in deinen 50ern stehst du an einem Punkt im Leben, an dem dir viele Ressourcen und Fähigkeiten zur Verfügung stehen, die du möglicherweise unterschätzt. Die Erfahrung, die Weisheit, die Gelassenheit – all diese Eigenschaften sind Teil deines Werkzeugkastens, auch wenn du sie vielleicht nicht sofort als Stärken erkennst. Doch hier liegt deine Kraft: Sie sind nicht laut und auffällig, sondern oft verborgen, bis du beginnst, sie bewusst einzusetzen.

Lebenserfahrung – Dein unschätzbarer Vorteil

Die Jahre, die hinter dir liegen, sind keine Last – sie sind eine Schatztruhe voller Erfahrungen. Du hast Höhen und Tiefen erlebt, Hindernisse gemeistert und aus Fehlern gelernt. Diese Lebenserfahrung gibt dir eine Perspektive, die viele jüngere Menschen erst noch gewinnen müssen. Sie erlaubt dir, klüger zu entscheiden, Situationen besser einzuschätzen und in schwierigen Momenten ruhig zu bleiben.

Ein Beispiel: Stefan, 53, leitet ein Team in einer großen Firma. Als ein Streit zwischen zwei Kollegen zu eskalieren drohte, setzte er nicht auf impulsive Entscheidungen, sondern auf Gespräche, Geduld und seine Fähigkeit, Konflikte zu deeskalieren. Seine Erfahrung half ihm, die Situation zu lösen – etwas, das jüngeren Kollegen oft noch schwerfällt.

Gelassenheit – Deine innere Stärke

Mit den Jahren hast du gelernt, dass viele Dinge, über die du dich früher geärgert hast, nicht wirklich wichtig sind. Diese Gelassenheit ist eine Stärke, die dir hilft, stressige Situationen besser zu bewältigen und dich auf das Wesentliche zu konzentrieren. Gelassenheit bedeutet nicht, dass dir alles egal ist – sondern, dass du gelernt hast, bewusst zu entscheiden, worauf du deine Energie verwendest.

Ein Beispiel: Matthias, 55, hat sich bei einem Gespräch mit einem Kollegen nicht aus der Ruhe bringen lassen, als dieser ihn unfair kritisierte. Statt zurückzuschlagen, hörte er aufmerksam zu und antwortete mit einem Vorschlag zur Verbesserung. Seine ruhige Haltung brachte ihn nicht nur respektvolle Anerkennung, sondern auch die Lösung des Problems.

Weisheit – Die Kunst des Durchblicks

Weisheit ist mehr als Wissen – sie ist die Fähigkeit, Wissen im richtigen Moment einzusetzen. Als Mann in deinen 50ern hast du gelernt, wie Dinge funktionieren, und kannst diese Erkenntnisse nutzen, um klügere Entscheidungen zu treffen. Weisheit bedeutet auch, die wichtigen von den unwichtigen Dingen zu trennen und dich auf das zu konzentrieren, was wirklich zählt.

Ein Beispiel: Thomas, 54, hat beschlossen, weniger Energie darauf zu verwenden, sich über Kleinigkeiten aufzuregen, und sich stattdessen auf seine Familie und seine Hobbys zu konzentrieren. Durch diese bewusste Entscheidung lebt er zufriedener und ausgeglichener.

Dein Netzwerk – Stärke durch Verbindung

Im Laufe der Jahre hast du Kontakte geknüpft, Freundschaften aufgebaut und Beziehungen gepflegt. Dieses Netzwerk ist eine Stärke, die dir helfen kann, Herausforderungen zu meistern und neue Möglichkeiten zu erschließen. Egal ob beruflich oder privat – die Menschen, die du kennst, sind wertvolle Ressourcen, auf die du zurückgreifen kannst.

Ein Beispiel: Michael, 56, nutzte sein Netzwerk, um eine neue berufliche Gelegenheit zu finden, als er seinen bisherigen Job verlor. Die Unterstützung von ehemaligen Kollegen und Freunden half ihm, eine Position zu finden, die besser zu ihm passt.

Anpassungsfähigkeit – Deine stille Superkraft

Das Leben in deinen 50ern mag Veränderungen mit sich bringen – beruflich, körperlich, emotional. Doch mit jedem Jahr hast du gelernt, wie man mit diesen Veränderungen umgeht. Anpassungsfähigkeit bedeutet nicht, alles hinzunehmen, sondern flexibel zu bleiben und das Beste aus neuen Situationen zu machen. Es ist eine Stärke, die dir hilft, selbst schwierige Momente zu meistern und sie in Chancen zu verwandeln.

Ein Beispiel: Jürgen, 58, musste sich nach einer beruflichen Umstrukturierung neuen Herausforderungen stellen. Statt sich darüber zu beklagen, sah er die Gelegenheit, neue Fähigkeiten zu entwickeln – und entdeckte dabei sein Talent für Projektmanagement.

Mentoring und Führung – Deine Rolle als Vorbild

Mit deinen 50ern hast du die Chance, anderen Menschen zu helfen, indem du deine Weisheit und Erfahrung weitergibst. Ob du jüngere Kollegen beruflich unterstützt oder

Freunden und Familie als Berater zur Seite stehst – Mentoring ist eine Möglichkeit, deine Stärken zu nutzen, um andere zu inspirieren und gleichzeitig selbst zu wachsen.

Ein Beispiel: Karl, 57, begann, junge Kollegen in seiner Firma zu coachen und ihnen praktische Tipps für ihre Karriere zu geben. Er fand dabei nicht nur Freude am Weitergeben seines Wissens, sondern auch Wertschätzung und Respekt.

Dein Potenzial ist grenzenlos

Vielleicht hast du viele deiner Stärken bisher nicht bewusst wahrgenommen, aber sie sind da – und sie sind mächtig. Deine 50er sind der perfekte Zeitpunkt, um diese verborgenen Ressourcen zu nutzen und dein Leben aktiv zu gestalten. Anstatt dich auf vermeintliche Schwächen zu konzentrieren, kannst du beginnen, deine Stärken zu feiern und einzusetzen.

Du hast mehr als genug, um Hindernisse zu überwinden, Chancen zu ergreifen und dein Leben so zu leben, wie du es dir vorstellst. Lass dich nicht von negativen Denkmustern oder der Vorstellung bremsen, dass „die besten Jahre vorbei" sind. Die besten Jahre sind immer die, in denen du dein volles Potenzial entfaltest – und das beginnt jetzt. Deine Stärken sind die Schlüssel dazu. Also, pack es an!

Kein Grund für Mimimi-Denke.

KAPITEL 4: STRATEGIEN GEGEN DIE MIMIMI-FALLE

Selbsterkenntnis: Dein Startpunkt für Veränderung

Es gibt ein kraftvolles Zitat, das sagt: „Veränderung beginnt im Kopf." Und genau dort – in deinem Geist und deiner Wahrnehmung – liegt der erste Schritt, um die „Mimimi-Falle" zu überwinden. Selbsterkenntnis ist der Schlüssel, um dich aus negativen Denk- und Verhaltensmustern zu befreien. Doch was bedeutet Selbsterkenntnis wirklich, und wie kannst du sie nutzen, um dein Leben positiv zu verändern?

Der Spiegel in deinem Inneren

Selbsterkenntnis ist wie ein innerer Spiegel, der dir nicht nur zeigt, wer du bist, sondern auch, wo du stehst. Es geht darum, ehrlich zu analysieren, welche Gedanken, Gewohnheiten und Überzeugungen dich in die „Mimimi-Falle" gebracht haben. Statt andere oder äußere Umstände für deine Situation verantwortlich zu machen, lenkst du den Fokus auf dich selbst. Warum? Weil du nur ändern kannst, was du in dir selbst erkennst.

Ein Beispiel: Jürgen, 54, hat jahrelang Kollegen und Chefs dafür verantwortlich gemacht, dass er sich in seinem Job unwohl fühlte. Doch als er begann, ehrlich hinzuschauen, erkannte er, dass es nicht der Job selbst war, der ihn unglücklich machte – es war seine fehlende Eigeninitiative, die ihn davon abhielt, sich beruflich neu zu orientieren.

Warum es schwerfällt, ehrlich zu sein

<u>**Selbsterkenntnis ist nicht immer angenehm. Es erfordert Mut, die eigenen Schwächen und Fehler zu akzeptieren.**</u> Oft sind es Stolz, Scham oder die Angst vor Veränderung, die uns davon abhalten, ehrlich zu uns selbst zu sein. Doch diese unangenehmen Gefühle sind kein Grund, den Prozess zu vermeiden – sie sind ein Teil davon.

Es ist wie beim Sport: Die ersten Trainingseinheiten fühlen sich schwer an, aber je mehr du trainierst, desto stärker wirst du. Genauso funktioniert es mit der Selbsterkenntnis. Je öfter du dich mit dir selbst auseinandersetzt, desto leichter wird es, ehrlich hinzuschauen – und desto stärker wirst du emotional und mental.

Werkzeuge für mehr Selbsterkenntnis

1. **Selbstreflexion durch Journaling:** Schreibe regelmäßig auf, was dich beschäftigt, was gut läuft und was du verbessern möchtest. Durch das

Schreiben gewinnst du Klarheit über deine Gedanken und Gefühle.

2. **Feedback von anderen einholen:** Bitte Freunde oder Familie um ehrliches Feedback. Oft sehen andere Dinge, die wir selbst übersehen. Kritisiere sie nicht dafür, sondern bedanke dich für das ehrliche Feedback und denke darüber nach.

3. **Meditation oder Achtsamkeit:** Diese Techniken helfen dir, deine Gedanken zu beobachten, ohne sie zu bewerten. Dadurch kannst du Muster erkennen, die dir vorher nicht bewusst waren.

4. **Ehrliche Fragen stellen:** Frage dich: „Was hält mich wirklich zurück?" oder „Warum handle ich in bestimmten Situationen immer gleich?" Es geht nicht darum, sich selbst zu verurteilen, sondern um Verständnis.

Selbsterkenntnis als Motor für Veränderung

Selbsterkenntnis allein reicht nicht aus – sie muss in Aktion umgesetzt werden und ist nur der erste Schritt zu einer Veränderung. Sobald du erkennst, welche Verhaltensmuster oder Denkweisen dich bremsen, kannst du beginnen, daran zu arbeiten. Vielleicht merkst du, dass du oft Ausreden suchst, statt zu handeln. Oder vielleicht erkennst du, dass du dich von äußeren Umständen stärker beeinflussen lässt als nötig.

Ein Beispiel: Wolfram, 53, erkannte durch Selbstreflexion, dass er sich oft durch seinen Perfektionismus ausgebremst fühlte. Statt zu handeln, hatte er Angst, etwas „nicht gut genug" zu machen. Doch mit dieser Erkenntnis begann er, bewusst kleine Schritte zu gehen, anstatt sich selbst zu blockieren.

Stärke durch Akzeptanz

Ein wichtiger Teil der Selbsterkenntnis ist die Akzeptanz. Niemand ist perfekt – und das ist okay. Akzeptanz bedeutet nicht, sich mit Schwächen abzufinden, sondern sie anzunehmen und daran zu arbeiten. Es ist der Unterschied zwischen „Ich bin schlecht in XY, also mache ich nichts" und „Ich bin schlecht in XY, aber ich kann besser werden."

Ein Beispiel: Michael, 55, akzeptierte, dass er Schwierigkeiten hatte, Konflikte anzusprechen. Statt sich dafür zu schämen, begann er, sich bewusst auf solche Situationen vorzubereiten, und lernte, offen und respektvoll zu kommunizieren.

Selbsterkenntnis als erster Schritt

Selbsterkenntnis ist keine einmalige Aufgabe – sie ist ein Prozess, der dich dein ganzes Leben begleitet. Doch je mehr du dich auf diesen Prozess einlässt, desto mehr wirst du über dich selbst lernen – und desto mehr Macht gewinnst du über dein Leben. Denn nur wer sich selbst versteht, kann wirklich Veränderungen bewirken. Also, nimm dir die Zeit, in deinen inneren Spiegel zu schauen. Die Antworten, die du dort findest, sind der erste Schritt, um die „Mimimi-Falle" hinter dir zu lassen und ein erfüllteres, aktiveres Leben zu führen. Der Startpunkt ist klar: Du selbst.

Übungen zur mentalen Stärke

Mentale Stärke ist der Schlüssel, um den Herausforderungen des Lebens gelassen entgegenzutreten, Rückschläge zu überwinden und Veränderungen aktiv anzugehen. Besonders in deinen 50ern kann das Training deiner mentalen Stärke dir dabei helfen, die „Mimimi-Falle" zu vermeiden und deine Ziele mit Klarheit und Entschlossenheit zu verfolgen. Hier sind einige praktische Übungen, die dir helfen, deinen Geist zu stärken und eine positive, resiliente Einstellung zu entwickeln.

1. Das Dankbarkeitstagebuch: Fokus auf das Positive

Eine der effektivsten Übungen für mentale Stärke ist die Kultivierung von Dankbarkeit. Indem du dich auf die positiven Aspekte deines Lebens konzentrierst, trainierst du dein Gehirn, Glück und Zufriedenheit bewusster wahrzunehmen.

So geht's:

- Schreibe jeden Abend drei Dinge auf, für die du dankbar bist. Das können große Ereignisse oder kleine Momente sein, wie ein freundliches Lächeln, eine gelungene Mahlzeit oder ein erfolgreicher Arbeitstag.

- Lies deine Einträge regelmäßig durch, um dir bewusst zu machen, wie viele positive Dinge bereits in deinem Leben existieren.

2. Visualisierung: Erschaffe deine Zukunft

Visualisierung ist eine mächtige Technik, um mentale Stärke aufzubauen. Indem du dir bewusst vorstellst, wie du deine Ziele erreichst, stärkst du deinen Fokus und deine Zuversicht.

So geht's:

- Nimm dir jeden Morgen oder Abend fünf Minuten Zeit.

- Schließe die Augen und stelle dir vor, wie du ein bestimmtes Ziel erreichst. Visualisiere die Schritte dorthin und stelle dir lebendig vor, wie du dich fühlst, wenn du es geschafft hast.

- Zum Beispiel: Wenn du fitter werden möchtest, stelle dir vor, wie du mit Leichtigkeit joggst, dich voller Energie fühlst und stolz auf deine Ausdauer bist.

3. Atemübungen: Ruhe im Sturm

Mentale Stärke bedeutet auch, in stressigen Situationen ruhig zu bleiben. Atemübungen sind ein einfaches und effektives Werkzeug, um deine innere Ruhe zu finden.

So geht's:

- Setze dich bequem hin, schließe die Augen und atme tief durch die Nase ein.

- Zähle dabei bis vier, halte den Atem für vier Sekunden an und atme dann langsam durch den Mund aus, während du bis sechs zählst.

- Wiederhole das für 5–10 Minuten, besonders in stressigen Momenten oder bevor du eine Herausforderung angehst.

4. Gedanken beobachten: Der innere Kritiker

Oft sabotiert uns unser eigener innerer Kritiker. Mentale Stärke bedeutet, diesen Kritiker bewusst zu erkennen und ihm nicht die Kontrolle zu überlassen.

So geht's:

- Achte darauf, wann negative Gedanken auftauchen. Notiere sie, ohne sie zu bewerten, zum Beispiel: „Ich bin nicht gut genug" oder „Ich kann das nicht schaffen."

- Stelle dir dann die Frage: „Ist das wirklich wahr?" Oft wirst du erkennen, dass diese Gedanken unbegründet oder übertrieben sind.

- Ersetze negative Gedanken durch konstruktive, realistische Aussagen wie: „Ich probiere es aus und gebe mein Bestes."

5. Kleine Herausforderungen meistern: Wachse durch Aktion

Mentale Stärke wächst durch Aktion. Kleine Herausforderungen helfen dir, Selbstvertrauen aufzubauen und die Angst vor dem Scheitern zu überwinden.

So geht's:

- Wähle eine kleine Aufgabe, die dich aus deiner Komfortzone bringt, aber machbar ist, zum Beispiel einen neuen Kurs belegen, ein schwieriges

Gespräch führen oder eine neue Sportart ausprobieren.

- Belohne dich, wenn du die Herausforderung gemeistert hast, um deinem Gehirn positive Rückmeldung zu geben.

6. Affirmationen: Stärke deinen Geist mit positiven Botschaften

Affirmationen sind positive Aussagen, die dir helfen, ein optimistisches und selbstbewusstes Mindset zu entwickeln.

So geht's:

- Wähle eine Affirmation, die zu deiner aktuellen Situation passt, wie: „Ich bin stark und kann jede Herausforderung meistern" oder „Ich entscheide, wie ich mein Leben gestalte."

- Wiederhole diese Affirmation täglich, idealerweise vor einem Spiegel, um sie in deinem Unterbewusstsein zu verankern.

7. Mentales Detox: Medienkonsum bewusst steuern

Mentale Stärke bedeutet auch, den Einfluss von negativen Einflüssen zu minimieren. Übermäßiger Konsum von Nachrichten, sozialen Medien oder toxischen Inhalten kann deine Resilienz schwächen.

So geht's:

- Reduziere deinen Medienkonsum und schaffe bewusste „Offline-Zeiten."

- Wähle gezielt Inhalte, die inspirierend und positiv sind, wie Bücher, Podcasts oder Filme, die dich motivieren und bereichern.

- Du musst nicht wissen, wo überall in der Welt Unrecht herrscht und wo wieder jemand an einer Krankheit oder einem Verbrechen gestorben ist. Es bringt dir keinen Mehrwert. Aber es kann dich runterbringen und dich leidend machen.

8. Die 10-Minuten-Regel: Kleine Schritte führen zum Erfolg

Oft wirkt eine Aufgabe oder Veränderung so groß, dass wir gar nicht erst anfangen. Die 10-Minuten-Regel hilft dir, ins Handeln zu kommen.

So geht's:

- Setze dir das Ziel, eine Aufgabe nur 10 Minuten lang anzugehen – sei es ein Spaziergang, das Schreiben eines Berichts oder eine Meditation.

- Oft wirst du merken, dass diese 10 Minuten ausreichen, um ins Tun zu kommen und weiterzumachen.

9. Die Kraft der Vergebung: Befreie dich von Ballast

Oft blockieren uns Groll oder ungelöste Konflikte. Mentale Stärke bedeutet, dich von diesem emotionalen Ballast zu befreien.

So geht's:

- Überlege, ob es jemanden gibt, dem du vergeben kannst – nicht für die andere Person, sondern für dein eigenes Wohlbefinden.

- Schreibe einen Brief, in dem du deine Gefühle ausdrückst (du musst ihn nicht abschicken) oder sage dir selbst: „Ich lasse diesen Groll los, um frei zu sein."

Fazit: Dein Training für mentale Stärke

Mentale Stärke ist keine angeborene Fähigkeit – sie ist wie ein Muskel, den du trainieren kannst. Mit diesen Übungen legst du den Grundstein, um die Herausforderungen des Lebens selbstbewusst und resilient zu meistern. Denke daran: Jede kleine Übung, die du täglich praktizierst, bringt dich näher zu einem stärkeren, ausgeglicheneren Ich. Du hast alles, was du brauchst – jetzt liegt es an dir, es zu nutzen. Let's go! Schluss mit Mimimi, Start mit „Yes I Can".

Die Macht der Dankbarkeit

Dankbarkeit – ein so einfaches Konzept, und doch eine der kraftvollsten Möglichkeiten, dein Leben zu transformieren. Es geht nicht darum, Probleme zu leugnen oder sich mit schwierigen Umständen zufriedenzugeben. Es geht darum, den Fokus auf das zu richten, was gut ist, was dich stärkt und was deinem Leben Sinn gibt. Dankbarkeit hat die Fähigkeit, dein Denken, deine Emotionen und letztlich dein gesamtes Leben positiv zu beeinflussen. Sie ist nicht nur eine nette Idee, sondern eine echte Macht, die du für dich nutzen kannst. Sei dankbar für das, was du hast und nicht undankbar für das, was du nicht hast. Das macht einen wesentlichen Unterschied. Jammere nicht über Rückenschmerzen, wenn Du aufstehst, sondern freue dich, dass du zwei funktionierende Beine hast, mit denen du aufstehen kannst und dass du aufgewacht bist und ein wunderbarer Tag anfängt.

Dankbarkeit verändert deine Wahrnehmung

Unser Gehirn hat von Natur aus eine „Negativitätsverzerrung". Das bedeutet, dass wir uns eher auf das konzentrieren, was nicht gut läuft – sei es eine negative Bemerkung, ein Fehler oder ein unangenehmes Erlebnis. Diese Tendenz war in der Vergangenheit überlebenswichtig, da sie uns half, Gefahren zu erkennen. Doch in der modernen Welt sorgt sie oft dafür, dass wir uns in negativen Gedanken verlieren.

Dankbarkeit bietet einen Ausweg aus diesem Muster. Sie lenkt den Fokus bewusst auf das Positive und trainiert dein Gehirn, das Gute wahrzunehmen. Dabei geht es nicht darum, die Augen vor Problemen zu verschließen, sondern darum, die Balance wiederherzustellen. Wenn du beginnst, Dankbarkeit aktiv zu üben, wirst du feststellen, dass dein Leben reicher, erfüllter und zufriedener wird.

Ein Beispiel: Stefan, 52, fühlte sich oft von seinem Alltag überfordert. Er begann, jeden Abend drei Dinge aufzuschreiben, für die er dankbar war – etwa ein sonniger Tag, ein nettes Gespräch mit einem Kollegen oder ein gutes Mittagessen. Schon nach wenigen Wochen bemerkte er, dass er sich weniger gestresst fühlte und mehr Freude an den kleinen Dingen des Lebens hatte.

Dankbarkeit und mentale Stärke

Dankbarkeit ist ein Schlüssel zur mentalen Stärke. Sie hilft dir, mit Herausforderungen besser umzugehen, und stärkt deine Resilienz. Wenn du dich auf das konzentrierst, wofür du dankbar bist, kannst du selbst in schwierigen Zeiten einen positiven Anker finden. Das gibt dir die Kraft, weiterzumachen und Lösungen zu finden.

Ein Beispiel: Luzia, 55, erlebte einen beruflichen Rückschlag, als ein Projekt scheiterte. Anstatt sich in Negativität zu verlieren, konzentrierte sie sich darauf, wofür sie in ihrer Karriere dankbar war – die Unterstützung ihrer Kollegen, die bisherigen Erfolge und die Möglichkeit, aus Fehlern zu lernen. Diese Einstellung half ihr, sich schnell zu erholen und neue Ideen zu entwickeln.

Dankbarkeit in deinen Beziehungen

Dankbarkeit hat auch eine transformative Wirkung auf deine Beziehungen. Wenn du anderen gegenüber Dankbarkeit zeigst, stärkt das eure Verbindung und schafft eine positive Dynamik. Menschen fühlen sich geschätzt und wertgeschätzt, wenn du deine Dankbarkeit ausdrückst. Gleichzeitig hilft es dir, die positiven Aspekte deiner Beziehungen stärker wahrzunehmen, anstatt dich auf Konflikte oder Unzufriedenheiten zu konzentrieren.

So kannst du Dankbarkeit in deinen Beziehungen zeigen:

- Bedanke dich bewusst bei deinem Partner, deiner Familie oder deinen Freunden – auch für kleine Dinge, wie eine nette Geste oder ein aufmerksames Zuhören.

- Schreibe eine Nachricht oder einen Brief, in dem du ausdrückst, wofür du die Person schätzt.

- Teile regelmäßig deine Wertschätzung in Gesprächen.

- Bedanke dich bei deiner Frau abends für den schönen Tag und dafür, was sie alles für dich getan hat

- Kocht sie für euch, bedanke dich dafür, dass sie Essen gemacht hat und es lecker war

Ein Beispiel: Markus, 53, bemerkte, dass er oft seine Frau für selbstverständlich hielt. Er begann, ihr regelmäßig zu sagen, wie sehr er ihre Unterstützung und ihre liebevolle Art schätzt. Dies veränderte nicht nur die Dynamik in ihrer Beziehung, sondern führte auch dazu, dass sie sich gegenseitig mehr Zuneigung und Verständnis entgegenbrachten.

Die wissenschaftlichen Vorteile von Dankbarkeit

Dankbarkeit ist nicht nur ein „Gefühl" – sie hat auch handfeste Vorteile für deine Gesundheit und dein Wohlbefinden. Studien zeigen, dass Menschen, die regelmäßig Dankbarkeit üben:

- Weniger Stress und Angst empfinden

- Besseren Schlaf haben

- Ein stärkeres Immunsystem entwickeln

- Höhere Zufriedenheit und Lebensfreude erleben

Ein Beispiel: Eine Studie der University of California fand heraus, dass Menschen, die regelmäßig ein Dankbarkeitstagebuch führten, sich optimistischer und glücklicher fühlten und sogar seltener körperliche Beschwerden wie Kopfschmerzen oder Erkältungen hatten.

Wie du Dankbarkeit in deinen Alltag integrierst

Dankbarkeit zu üben, erfordert keine großen Veränderungen – kleine, bewusste Schritte reichen aus, um eine große Wirkung zu erzielen. Hier sind einige konkrete Ansätze:

1. **Das Dankbarkeitstagebuch:** Notiere jeden Tag drei Dinge, für die du dankbar bist.

2. **Dankbarkeitsmomente:** Nimm dir morgens oder abends zwei Minuten Zeit, um bewusst darüber nachzudenken, was heute gut gelaufen ist.

3. **Dankbarkeit visualisieren:** Stelle dir beim Einschlafen die positiven Ereignisse des Tages vor.

4. **Dankesrituale:** Führe ein tägliches Ritual ein, wie etwa vor dem Essen für das zu danken, was du hast.

Überwindung von Hindernissen

Manchmal fällt es schwer, dankbar zu sein – besonders in schwierigen Zeiten. Doch genau dann ist Dankbarkeit am wertvollsten. Sie hilft dir, selbst in herausfordernden Momenten das Gute zu sehen und Kraft daraus zu schöpfen. Ein Beispiel: Peter, 57, erlebte eine schmerzhafte Trennung. Zunächst fühlte er sich von Negativität überwältigt, doch dann begann er, sich auf die positiven Aspekte seines Lebens zu konzentrieren – die Unterstützung seiner Freunde, seine Gesundheit und die neuen Möglichkeiten, die vor ihm lagen. Diese Haltung half ihm, nach vorn zu blicken und einen Neuanfang zu wagen.

Die langfristige Wirkung von Dankbarkeit

Dankbarkeit ist wie ein Muskel – je mehr du sie trainierst, desto stärker wird sie. Über die Zeit wirst du feststellen, dass sich dein Denken verändert. Du wirst positiver, gelassener und widerstandsfähiger. Und das Beste daran: Diese Veränderung wirkt sich nicht nur auf dich aus, sondern auch auf die Menschen in deinem Umfeld.

Ein Beispiel: Claudia, 54, begann, Dankbarkeit bewusst zu praktizieren, nachdem sie sich oft über Kleinigkeiten ärgerte. Ihre positive Einstellung inspirierte ihren Mann und ihre Kinder, ebenfalls eine dankbarere Haltung einzunehmen. Die gesamte Familiendynamik wurde harmonischer und glücklicher.

Die Macht der Dankbarkeit

Dankbarkeit ist kein Zaubertrick, der alle Probleme löst, aber sie ist eine kraftvolle Methode, um dein Leben von innen heraus zu verbessern. Sie verändert, wie du die Welt siehst, wie du dich selbst wahrnimmst und wie du mit anderen interagierst. Sie ist eine echte Macht, die dich dabei unterstützt, die „Mimimi-Falle" zu verlassen und ein erfüllteres, positiveres Leben zu führen.

Fang noch heute an, Dankbarkeit zu üben – mit kleinen Schritten, die Großes bewirken können. Denn in jedem Tag, in jedem Moment gibt es etwas, wofür du dankbar sein kannst. Und genau darin liegt die Kraft, dein Leben neu zu gestalten.

Mit Dankbarkeit und Demut wird dein Leben glücklicher und deine Wehwehchen weniger wichtig. Mimimi fällt dann weg.

KAPITEL 5: BEZIEHUNGEN NEU BELE-BEN

Vom Nörgler zum Partner: Wie du echte Verbindung schaffst

Es ist leicht, in einer Beziehung oder einer Freundschaft in die Rolle des Nörglers zu schlüpfen. Die Kleinigkeiten, die uns stören – der nicht aufgeräumte Esstisch, die unbedachte Bemerkung, die Unpünktlichkeit – können sich zu einer Gewohnheit des Beschwerens entwickeln. Doch Nörgeln zerstört nicht nur die Stimmung, sondern auch die echte Verbindung zu den Menschen, die dir wichtig sind. Wenn du die „Mimimi-Falle" verlassen willst, ist ein wichtiger Schritt, vom Nörgler zum Partner zu werden und Beziehungen bewusst neu zu beleben. Denn wahre Verbindung entsteht durch Verständnis, Respekt und das bewusste Arbeiten an eurer gemeinsamen Basis. Du willst ja auch nicht, dass der andere dir den ganzen Tag etwas vornörgelt. Also verschone deinen Partner mit deiner Nörgelei. Redet über schöne Dinge, über positive Perspektiven, über Chancen. Lobe auch für Kleinigkeiten.

Warum Nörgeln Beziehungen belastet

Nörgeln mag harmlos erscheinen – ein kleiner Seitenhieb hier, ein genervtes Augenrollen da. Doch wenn es zur Gewohnheit wird, hinterlässt es Spuren. Es zeigt deinem Gegenüber, dass du nicht zufrieden bist, und erzeugt eine negative Dynamik. Statt Vertrauen und Nähe entstehen Spannungen und Distanz.

Ein Beispiel: Tobias, 52, bemerkte, dass er immer häufiger seine Frau wegen Kleinigkeiten kritisierte – „Warum hast du das Licht angelassen?" oder „Du hast wieder vergessen, Milch zu kaufen." Diese ständigen Beschwerden führten dazu, dass sich seine Frau zurückzog und die Gespräche zwischen ihnen oberflächlicher wurden.

Der Übergang vom Nörgeln zur echten Verbindung

Wenn du vom Nörgeln zum Partner werden möchtest, ist der erste Schritt, dir bewusst zu machen, wie oft du dich beschwerst – und warum. Oft steckt hinter dem Nörgeln etwas Tieferes: ein Gefühl der Unzufriedenheit, der Überforderung oder der Unsicherheit. Indem du diese Ursachen erkennst, kannst du beginnen, dein Verhalten zu ändern und eine echte Verbindung aufzubauen.

Schritte zur echten Verbindung

1. Kommunikation statt Kritik: Kritik zerstört oft das Vertrauen in Beziehungen, besonders wenn sie häufig und wenig konstruktiv ist. Statt nur Fehler oder Unzufriedenheiten anzusprechen, solltest du versuchen, offen und klar zu kommunizieren, was dir wichtig ist.

Ein Beispiel: Statt zu sagen „Du bist immer so unpünktlich", könntest du sagen „Mir ist es wichtig, dass wir pünktlich starten, weil ich mich sonst gestresst fühle. Können wir daran gemeinsam arbeiten?" Diese Art der Kommunikation zeigt, dass du deine Bedürfnisse respektvoll mitteilen kannst, ohne den anderen anzugreifen.

2. Zuhören lernen Echte Verbindung entsteht durch echtes Zuhören. Statt dich darauf zu konzentrieren, was du sagen möchtest, versuche, deinem Gegenüber wirklich zuzuhören. Höre nicht nur die Worte, sondern auch die Emotionen dahinter.

Ein Beispiel: Martin, 54, stellte fest, dass er oft Gespräche dominierte und seine Frau unterbrach. Er begann bewusst, sich zurückzunehmen und ihr Raum zu geben, ihre Gedanken zu teilen. Das führte dazu, dass ihre Gespräche tiefer und ehrlicher wurden – eine echte Verbindung entstand.

3. Fokus auf das Positive Es ist leicht, sich auf das zu konzentrieren, was nicht perfekt ist. Doch indem du bewusst die positiven Aspekte deiner Beziehungen hervorhebst, veränderst du die Dynamik. Lob, Wertschätzung und

Anerkennung stärken die Verbindung und zeigen deinem Gegenüber, dass du die positiven Seiten wahrnimmst.

Ein Beispiel: Sabine, 53, begann, ihrem Mann regelmäßig zu sagen, was sie an ihm schätzt – sei es seine Geduld, seine Unterstützung oder seine Kochkünste. Diese Wertschätzung brachte Licht in ihre Beziehung und reduzierte die negativen Gespräche erheblich.

4. Konflikte konstruktiv lösen Konflikte sind in jeder Beziehung unvermeidlich, doch sie müssen nicht zerstörerisch sein. Indem du lernst, Konflikte respektvoll anzusprechen und gemeinsam nach Lösungen zu suchen, stärkst du eure Verbindung.

Ein Beispiel: Hans und Petra, seit 30 Jahren verheiratet, hatten oft Streit über ihre unterschiedlichen Freizeitgestaltungen. Statt sich gegenseitig Vorwürfe zu machen, begannen sie, regelmäßige Gespräche darüber zu führen, wie sie gemeinsame Aktivitäten einplanen konnten, während jeder auch Zeit für seine eigenen Hobbys hatte. Diese konstruktive Herangehensweise machte ihre Beziehung harmonischer.

5. Empathie entwickeln Empathie – die Fähigkeit, dich in die Gefühle und Perspektiven anderer hineinzuversetzen – ist eine der wichtigsten Grundlagen für echte

Verbindung. Versuche, zu verstehen, was dein Gegenüber bewegt, anstatt vorschnelle Urteile zu fällen.

Ein Beispiel: Markus, der seine Frau oft kritisierte, begann, sich bewusst vorzustellen, wie sie sich fühlte, wenn sie kritisiert wurde. Diese Einsicht half ihm, seine Worte zu überdenken und einfühlsamer zu kommunizieren.

6. Gemeinsame Zeit bewusst nutzen Im Alltag ist es leicht, sich in Routine und Pflichten zu verlieren. Doch bewusste gemeinsame Zeit ist unerlässlich, um eine Verbindung aufzubauen. Plane Aktivitäten, die euch Freude machen, sei es ein Spaziergang, ein gemeinsames Kochen oder ein Wochenendausflug.

Ein Beispiel: Peter und Claudia, beide Mitte 50, entschieden, jeden Samstagmorgen gemeinsam zu frühstücken und dabei ihre Woche zu besprechen. Diese kleine Tradition wurde zu einem wertvollen Ritual, das ihre Beziehung vertiefte.

7. Vergebung praktizieren In jeder Beziehung gibt es Momente, in denen Dinge schiefgehen oder Fehler passieren. Vergebung ist eine mächtige Möglichkeit, die Verbindung zu stärken und Groll loszulassen.

Ein Beispiel: Johannes, 56, fühlte sich durch eine Bemerkung seines besten Freundes verletzt. Statt den Kontakt abzubrechen, sprach er offen darüber und entschied sich bewusst, zu vergeben. Das klärte nicht nur die Situation, sondern brachte ihre Freundschaft auf eine neue Ebene.

8. Eigenverantwortung übernehmen Echte Verbindung beginnt bei dir selbst. Indem du Verantwortung für deine Gefühle und dein Verhalten übernimmst, vermeidest du, anderen die Schuld für Probleme zuzuschieben. Eigenverantwortung gibt dir die Kontrolle, deine Beziehungen aktiv zu gestalten.

Vom Nörgler zum Partner

Es ist nie zu spät, deine Beziehungen neu zu beleben und echte Verbindung zu schaffen. Der Übergang vom Nörgler zum Partner erfordert Bewusstsein, Arbeit und den Willen, alte Muster zu durchbrechen. Doch die Belohnung ist es wert: tiefere, erfüllendere und harmonischere Beziehungen, die dir Freude und Unterstützung bringen.

Du hast die Macht, deine Rolle zu verändern und aktiv zur positiven Dynamik deiner Beziehungen beizutragen. Fang an, kleine Schritte zu machen – und sieh zu, wie aus Kritik Vertrauen und aus Distanz Nähe wird. Du kannst das! Das Leben ist ohne Mimimi viel schöner.

Zuhören lernen: Die Kunst der Empathie

Es gibt eine einzigartige Kraft im Zuhören – eine Kraft, die oft unterschätzt wird. Wirklich zuzuhören ist mehr, als einfach nur Worte aufzunehmen. Es bedeutet, mit deinem Gegenüber in Verbindung zu treten, seine Emotionen zu verstehen und eine Beziehung aufzubauen, die auf Respekt, Vertrauen und Mitgefühl basiert. Die Kunst der Empathie beginnt genau hier, im Zuhören. Viele können es überhaupt nicht, sondern stehen immer nur auf der „Sendetaste" und teilen mit, aber hören nicht zu. Zuhören ist viel wichtige als Senden.

Warum Zuhören schwerfällt

Ob bewusst oder unbewusst, wir neigen oft dazu, beim Zuhören eigene Gedanken im Kopf zu haben. Vielleicht überlegst du, wie du auf das Gesagte reagieren sollst, oder wartest auf den richtigen Moment, um deine eigene Meinung einzubringen. Das ist menschlich, aber es nimmt dir die Chance, wirklich bei deinem Gegenüber zu sein.

Ein Beispiel: Ramon, 51, hatte die Angewohnheit, beim Gespräch mit seiner Frau immer schon die Antwort zu formulieren, während sie sprach. Das führte dazu, dass sie sich oft missverstanden fühlte und Gespräche abbrach. Erst als

Ramon begann, sich voll auf ihre Worte zu konzentrieren, verbesserte sich ihre Beziehung deutlich. Er fiel ihr nicht mehr ins Wort und hörte zu, um aufzunehmen, was sie zu sagen hatte und was sie bewegte.

Die Basis des aktiven Zuhörens

Aktives Zuhören ist eine Technik, die dir hilft, deine volle Aufmerksamkeit auf den anderen zu richten. Es ist ein bewusster Prozess, der dich einlädt, nicht nur die Worte zu hören, sondern auch die Emotionen dahinter wahrzunehmen.

Die drei Säulen des aktiven Zuhörens:

1. **Aufmerksamkeit schenken:** Lege dein Handy beiseite, schalte den Fernseher aus und richte deinen Fokus ausschließlich auf dein Gegenüber.

2. **Emotionen wahrnehmen:** Achte auf die Körpersprache, den Tonfall und die Ausdrucksweise, um die Gefühle hinter den Worten zu verstehen.

3. **Verständnis zeigen:** Gib durch Nicken, zustimmende Laute oder kurze Wiederholungen („Ich verstehe...", „Das klingt schwierig...") Feedback, dass du die Botschaft aufnimmst.

Die Bedeutung von Empathie

Empathie ist mehr als Mitgefühl. Es ist die Fähigkeit, dich in die Lage deines Gegenübers hineinzuversetzen und die Welt aus seiner Perspektive zu sehen. Empathie stärkt Beziehungen, weil sie Verständnis schafft und zeigt, dass du den anderen ernst nimmst.

Ein Beispiel: Martin, 54, hatte Schwierigkeiten, mit den Gefühlen seines Sohnes umzugehen, der enttäuscht war, seinen Traumjob nicht bekommen zu haben. Statt ihn zu trösten oder vorschnelle Ratschläge zu geben, sagte Martin: „Ich kann mir vorstellen, wie frustrierend das sein muss." Diese Worte zeigten seinem Sohn, dass sein Schmerz verstanden und respektiert wurde.

Übungen für besseres Zuhören und mehr Empathie

1. Die „Pause der Reflexion": Bevor du auf das Gesagte reagierst, mache eine kurze Pause, um sicherzustellen, dass du das Gehörte vollständig verstanden hast. Wiederhole in deinen eigenen Worten, was du verstanden hast, um Missverständnisse zu vermeiden.

- Beispiel: „Wenn ich dich richtig verstehe, bist du enttäuscht, weil..."

2. Die Perspektiven-Übung: Stelle dir vor, du wärst anstelle deines Gegenübers. Wie würdest du dich fühlen?

Was würdest du denken? Diese Übung hilft dir, dich emotional zu verbinden.

- Beispiel: Wenn ein Freund dir von einer schwierigen Entscheidung erzählt, überlege: „Wie würde ich mich in seiner Lage fühlen?"

3. **Notizen im Kopf machen:** Wenn du jemandem zuhörst, versuche, dir die wichtigsten Punkte im Kopf zu merken, um später darauf einzugehen. Das zeigt, dass du wirklich zugehört hast.

- Beispiel: „Du hast vorhin erwähnt, dass dich die neue Aufgabe im Job stresst. Erzähl mir mehr darüber."

Die positiven Auswirkungen des Zuhörens

Wenn du lernst, besser zuzuhören und Empathie zu zeigen, wirst du eine tiefere Verbindung zu den Menschen in deinem Leben aufbauen. Dein Gegenüber fühlt sich wahrgenommen und geschätzt, was Vertrauen und gegenseitiges Verständnis fördert.

Ein Beispiel: Claudia, 52, bemerkte, dass ihre Freundinnen sich oft bei ihr bedankten, weil sie eine „gute Zuhörerin" sei. Durch ihre Aufmerksamkeit und ihr echtes Interesse wurden ihre Gespräche zu einem Anker für ihre Freundschaften.

Fehler beim Zuhören und wie du sie vermeidest

1. Unterbrechen: Wenn du jemanden unterbrichst, nimmst du ihm das Gefühl, wichtig zu sein. Warte stattdessen, bis dein Gegenüber fertig ist, bevor du sprichst. Gerade Menschen, die schnell denken und schnell sprechen, neigen dazu, andere zu unterbrechen. Das ist gar nicht böse gemeint, aber wirkt oft befremdlich. Zwinge dich dazu, nicht zu unterbrechen.

2. Ratschläge aufzwingen: Oft wollen Menschen nicht sofort eine Lösung, sondern einfach nur gehört werden. Frage stattdessen: „Möchtest du, dass ich dir einen Rat gebe, oder möchtest du einfach nur, dass ich zuhöre?"

3. Multitasking: Konzentriere dich ausschließlich auf das Gespräch, anstatt nebenbei auf dein Handy zu schauen oder andere Dinge zu erledigen.

Fazit: Zuhören als Basis für echte Verbindung

Zuhören ist eine Kunst, die jeder lernen kann – und sie ist die Grundlage für echte Empathie und tiefe Beziehungen. Indem du dich bewusst auf dein Gegenüber einlässt, präsent bist und die Emotionen hinter den Worten wahrnimmst, wirst du einfühlsamer und zugewandter.

Die Kunst der Empathie beginnt mit einem einfachen, aber kraftvollen Schritt: Zuhören. Und das Beste daran? Je mehr du übst, desto stärker wird diese Fähigkeit – und desto reicher werden deine Beziehungen. Beginne noch heute, dein Zuhören zu verbessern, und erlebe, wie sich deine Verbindungen vertiefen.

Konflikte konstruktiv lösen – nicht immer ist alles Bullerbü

Es wäre schön, wenn das Leben immer so harmonisch wie in „Bullerbü" wäre – eine idyllische Welt ohne Streit, Missverständnisse oder Spannungen. Doch die Realität sieht anders aus. Konflikte gehören zum Leben dazu, sei es in der Partnerschaft, im Freundeskreis, mit Kollegen oder innerhalb der Familie. Wichtig ist jedoch nicht, ob Konflikte auftreten, sondern wie du mit ihnen umgehst. Sie können ein Beziehungskiller sein – oder eine Chance, die Verbindung zu stärken und aneinander zu wachsen.

Warum Konflikte oft eskalieren

In den meisten Konflikten gibt es ein Grundmuster, das zu Eskalationen führt: Missverständnisse, unzureichende Kommunikation und verletzte Gefühle. Häufig geht es nicht einmal um das eigentliche Thema des Streits, sondern um das Bedürfnis, gehört und verstanden zu werden. Hinzu kommen ungünstige Verhaltensweisen wie Vorwürfe, Schuldzuweisungen oder das Vermeiden von Gesprächen.

Ein Beispiel: Peter und Anna streiten sich darüber, wer im Haushalt zu wenig beiträgt. Doch hinter der oberflächlichen Diskussion steht Annas Wunsch nach mehr Wertschätzung für ihre Arbeit und Peters Gefühl, dass seine Bemühungen nicht gesehen werden. Solange diese tieferliegenden Bedürfnisse nicht angesprochen werden, dreht sich der Streit im Kreis. Oder der Mann glaubt, er hat wahnsinnige Schmerzen bei seinem Husten, aber die Frau vergleicht das mit den Geburtswehen und denkt sich „Wenn der ein Kind kriegen würde, wüsste er, was Schmerzen sind". Die Lösung ist wie so oft: Darüber sprechen.

Konflikte als Chance sehen

Auch wenn Konflikte unangenehm sind, können sie eine wertvolle Möglichkeit sein, Beziehungen zu vertiefen. Ein konstruktiv gelöster Konflikt schafft Verständnis und stärkt die Verbindung zwischen den Beteiligten. Die Voraussetzung dafür ist jedoch, dass beide Seiten bereit sind, zuzuhören, Kompromisse einzugehen und respektvoll zu kommunizieren.

Ein Beispiel: Markus und sein Freund Jens hatten oft Streit darüber, wie sie ihre gemeinsame Zeit verbringen wollten. Statt sich weiterhin gegenseitig Vorwürfe zu machen, setzten sie sich zusammen, hörten sich die Wünsche des anderen an und fanden einen Kompromiss, der beiden gerecht wurde. Das Resultat war nicht nur weniger Streit, sondern auch ein stärkeres Gefühl der Verbundenheit.

Strategien für konstruktive Konfliktlösung

1. **Die richtigen Rahmenbedingungen schaffen**
   Ein Streitgespräch mitten in einer stressigen Situation oder vor anderen Menschen führt selten zu einer Lösung. Sorge dafür, dass ihr ungestört seid und beide genügend Zeit habt, um das Thema in Ruhe zu besprechen.

   - o Beispiel: Statt beim Abendessen einen Streit zu beginnen, könntest du vorschlagen: „Lass uns morgen Abend in Ruhe darüber reden."

2. **Das „Ich-Botschaften"-Prinzip** Anstatt Vorwürfe zu machen („Du machst nie..."), beschreibe deine eigenen Gefühle und Bedürfnisse („Ich fühle mich überfordert, wenn..."). Das reduziert die Abwehrhaltung des anderen und öffnet den Raum für ein offenes Gespräch.

   - o Beispiel: Statt „Du hörst mir nie zu!" sagst du: „Ich fühle mich nicht gehört, wenn ich dir etwas erzähle und du nebenbei aufs Handy schaust."

3. **Aktiv zuhören** Höre aufmerksam zu, ohne den anderen zu unterbrechen oder innerlich bereits Gegenargumente zu formulieren. Zeige durch Rückfragen oder kurze Zusammenfassungen, dass du das Gesagte verstanden hast.

   o Beispiel: „Wenn ich dich richtig verstehe, fühlst du dich gestresst, weil ich in letzter Zeit so viel gearbeitet habe. Stimmt das?"

4. **Den Fokus auf Lösungen legen** statt in Schuldzuweisungen zu verharren, konzentriere dich darauf, gemeinsam nach einer Lösung zu suchen, die für beide akzeptabel ist. Sei bereit, Kompromisse einzugehen.

   o Beispiel: „Wie können wir beide die Hausarbeit so aufteilen, dass es für uns beide fair ist?"

5. **Emotionen regulieren** In hitzigen Momenten ist es leicht, die Kontrolle über deine Emotionen zu verlieren. Atme tief durch, mache eine Pause, wenn nötig, und sprich erst weiter, wenn du dich beruhigt hast.

   o Beispiel: „Ich merke, dass ich gerade sehr aufgebracht bin. Können wir kurz eine Pause machen und danach weitersprechen?"

   o

Häufige Fehler und wie du sie vermeidest

1. Alles auf einmal ansprechen: Wenn du versuchst, während eines Konflikts gleich mehrere Probleme auf einmal zu lösen, überforderst du dich selbst und dein Gegenüber. Fokussiere dich auf ein Thema und kläre es, bevor du zum nächsten übergehst.

2. Alte Konflikte wieder aufwärmen: Vermeide es, vergangene Konflikte in neue Streitgespräche einzubringen. Das führt meist zu zusätzlichen Spannungen und lenkt vom aktuellen Thema ab.

3. Gewinnen wollen: Ein Konflikt ist kein Wettkampf, bei dem es einen Sieger und einen Verlierer gibt. Ziel ist es, eine Lösung zu finden, bei der beide Seiten das Gefühl haben, gehört und respektiert zu werden.

Langfristig Konflikte reduzieren

Konstruktive Konfliktlösungsstrategien helfen nicht nur in akuten Streitfällen, sondern können auch langfristig dazu beitragen, Konflikte zu reduzieren. Indem du lernst, besser zu kommunizieren, und deinem Gegenüber Respekt und Verständnis zeigst, schaffst du eine Basis, auf der Konflikte weniger häufig und weniger intensiv auftreten.

Fazit: Nicht immer ist alles Bullerbü – aber es kann harmonisch sein

Konflikte gehören zum Leben dazu, doch sie müssen keine Beziehung belasten. Indem du lernst, konstruktiv mit ihnen umzugehen, kannst du nicht nur Spannungen abbauen, sondern auch tiefere Verbindungen schaffen. Es mag nicht immer „Bullerbü" sein, aber mit den richtigen Strategien kannst du ein harmonisches und respektvolles Miteinander gestalten – sowohl in deiner Partnerschaft als auch in anderen Beziehungen.

KAPITEL 6: KÖRPER UND GEIST IN BA-LANCE

Bewegung statt Beschwerden: Fit ab 50 statt Mimimi

Die 50er sind eine spannende Lebensphase, die oft mit dem Gedanken beginnt: „Mein Körper ist nicht mehr, was er mal war." Vielleicht zwickt das Knie, der Rücken meldet sich nach einem langen Tag oder auch schon morgens beim Aufstehen und die Energie scheint nicht mehr so unerschöpflich wie früher. Doch genau hier liegt deine Chance: Statt Beschwerden die Kontrolle über dein Leben zu überlassen, kannst du mit bewusster Bewegung nicht nur deinen Körper stärken, sondern auch dein Wohlbefinden und deine Lebensqualität enorm steigern. Es geht darum, dein Denken vom „Mimimi" hin zu einem aktiven „Ich tu was für mich" zu verändern.

Bewegung – der Schlüssel zu einem starken Körper und Geist

Regelmäßige Bewegung ist wie eine magische Medizin für deinen Körper. Damit ist nicht die Bewegung vom Schlafzimmer in die Küche gemeint. Auch nicht die von der Wohnungstür nach der Arbeit auf den

Fernsehsessel. Richtige Bewegung. Sie verbessert nicht nur deine Fitness, sondern hat zahlreiche weitere Vorteile:

Deine Gelenke bleiben geschmeidiger, deine Muskeln werden gestärkt, und du beugst vielen altersbedingten Beschwerden vor. Aber das ist noch nicht alles – Bewegung bringt auch deinen Geist in Schwung. Sie reduziert Stress, fördert deine mentale Klarheit und steigert deine Stimmung.

Ein Beispiel: Klaus, 53, hatte jahrelang Rückenschmerzen, die ihm das Leben schwer machten. Anstatt sich damit abzufinden, begann er, gezielt Rückentraining zu machen und tägliche Spaziergänge einzuplanen. Nach wenigen Wochen stellte er fest, dass die Schmerzen weniger wurden und er sich insgesamt besser fühlte. Heute kann er sich ein Leben ohne Bewegung nicht mehr vorstellen. Und er hat keine (in Worten: keine) Rückenschmerzen mehr.

Warum Bewegung gerade ab 50 so wichtig ist

Ab dem 50. Lebensjahr verändert sich dein Körper: Der Muskelabbau nimmt zu, der Stoffwechsel verlangsamt sich, und die Knochendichte nimmt ab. Doch das bedeutet nicht, dass du diesen Veränderungen tatenlos zusehen musst. Mit gezielter Bewegung kannst du diesen Prozessen entgegenwirken und sogar noch fitter werden als in früheren Jahren.

Die Vorteile im Überblick:

1. **Erhalt der Muskeln:** Regelmäßiges Krafttraining hilft, Muskeln aufzubauen und zu erhalten, was wiederum deine Gelenke entlastet und deine Beweglichkeit fördert.

2. **Stärkung der Knochen:** Übungen mit Gewichten oder Widerständen fördern die Knochendichte und beugen Osteoporose vor.

3. **Verbesserung der Herzgesundheit:** Ausdauertraining wie Radfahren, Schwimmen oder Laufen stärkt dein Herz und fördert die Durchblutung.

4. **Stressabbau:** Bewegung reduziert Stresshormone wie Cortisol und steigert die Ausschüttung von Glückshormonen wie Endorphinen.

5. **Steigerung der Lebensenergie:** Regelmäßige Bewegung sorgt für mehr Energie im Alltag und ein besseres Schlafverhalten.

Bewegung ohne Druck – so findest du deinen Einstieg

Das Wichtigste ist, dich nicht zu überfordern oder dir zu viel auf einmal vorzunehmen. Kleine Schritte führen langfristig zu den größten Erfolgen. Wähle eine Bewegungsform, die dir Spaß macht, und integriere sie langsam in deinen Alltag.

Einige Ideen für den Einstieg:

- **Spaziergänge:** Sie sind einfach, benötigen keine Ausrüstung und können überall gemacht werden. Starte mit 15 Minuten am Tag und steigere dich nach und nach.

- **Radfahren:** Gelenkschonend und ideal, um in der Natur aktiv zu sein.

- **Schwimmen:** Perfekt, um die Gelenke zu entlasten und gleichzeitig Ausdauer und Kraft zu fördern.

- **Krafttraining:** Nutze leichte Hanteln, Widerstandsbänder oder dein eigenes Körpergewicht, um deine Muskeln zu stärken.

- **Yoga oder Pilates:** Diese sanften Bewegungsarten verbessern deine Beweglichkeit, stärken die Tiefenmuskulatur und fördern gleichzeitig Entspannung und Achtsamkeit.

Ein Beispiel: Peter, 55, hatte seit Jahrzehnten keinen Sport mehr gemacht und fühlte sich unsicher, wo er anfangen sollte. Er entschied sich, dreimal pro Woche Spaziergänge zu machen und ein leichtes Fitnessprogramm für Anfänger auszuprobieren. Mit der Zeit steigerte er sein Pensum und entdeckte schließlich seine Leidenschaft fürs Radfahren.

Mach Bewegung zu einem festen Bestandteil deines Lebens

Um langfristig motiviert zu bleiben, ist es wichtig, Bewegung zu einem festen Bestandteil deines Lebens zu machen. Das gelingt am besten, wenn du Routinen entwickelst, die zu deinem Alltag passen, und dir kleine Ziele setzt, die dich motivieren.

Tipps für mehr Bewegung im Alltag:

- Baue Bewegung in deinen Tagesablauf ein, z. B. **Treppen statt Aufzug nutzen** oder kurze Wege zu Fuß erledigen.

- Suche dir einen Trainingspartner, um dich gegenseitig zu motivieren.

- Belohne dich für erreichte Ziele, z. B. mit einem entspannenden Spa-Besuch nach einer aktiven Woche.

- Führe ein Bewegungstagebuch, um deine Fortschritte zu dokumentieren und deinen Erfolg sichtbar zu machen.

Den inneren Schweinehund überwinden

Es ist normal, dass der innere Schweinehund sich manchmal meldet – besonders nach einem langen Arbeitstag oder wenn das Wetter ungemütlich ist. Doch genau in diesen Momenten liegt die Chance, deine mentale Stärke zu trainieren. Überlege dir, wie gut du dich nach der

Bewegung fühlen wirst, und erinnere dich daran, warum du angefangen hast.

Ein Beispiel: Claudia, 54, kämpfte oft mit der Motivation, abends noch Sport zu treiben. Sie begann, ihre Sportkleidung bereits morgens herauszulegen und sich kleine Belohnungen in Aussicht zu stellen, wie etwa ihre Lieblingsserie nach dem Training zu schauen. Diese kleinen Tricks halfen ihr, den inneren Schweinehund zu überwinden und Bewegung zu einer Gewohnheit zu machen.

Bewegung statt Mimimi

Bewegung ist nicht nur eine Möglichkeit, Beschwerden vorzubeugen und deinen Körper zu stärken – sie ist ein Schlüssel zu mehr Lebensfreude, Energie und Gesundheit. Statt dich auf das zu konzentrieren, was nicht perfekt ist, kannst du Bewegung nutzen, um dein Leben aktiv und positiv zu gestalten. Deine 50er sind die perfekte Zeit, um fit, stark und voller Energie zu sein – und das Beste daran? Es liegt in deinen Händen.

Also, worauf wartest du? Starte **heute** mit einer kleinen Bewegungseinheit, und du wirst schon bald spüren, wie gut es dir tut. Dein Körper, dein Geist und deine Lebensqualität werden es dir danken. Fit ab 50 ist kein Traum – es ist deine Realität, wenn du es willst!

Ernährung, die den Mann ab 50 stärker macht

Mit 50 Jahren verändert sich dein Körper, und eine bewusste Ernährung wird wichtiger denn je. Statt durch ungesunde Essgewohnheiten Beschwerden und Schlappheit zu fördern, kannst du deinen Körper mit der richtigen Ernährung unterstützen, stärker, fitter und voller Energie zu sein. Die Lebensmittel, die du zu dir nimmst, sind nicht nur Treibstoff – sie haben die Kraft, deine Gesundheit zu verbessern und dein Leben aktiv zu gestalten. Du hast es in der Hand, mit kleinen Anpassungen große Unterschiede zu machen.

Warum Ernährung in den 50ern entscheidend ist

Ab 50 verändert sich dein Stoffwechsel – er verlangsamt sich, und die Muskelmasse beginnt zu schrumpfen, wenn du nichts dagegen unternimmst. Gleichzeitig können dein Hormonhaushalt und dein Verdauungssystem sensibler werden. Die gute Nachricht ist: Mit der richtigen Ernährung kannst du diese Prozesse positiv beeinflussen und deinem Körper geben, was er braucht.

Die wichtigsten Vorteile einer bewussten Ernährung:

1. **Mehr Energie:** Die richtigen Nährstoffe sorgen dafür, dass du dich leistungsfähig und vital fühlst.

2. **Verbesserte Verdauung:** Ballaststoffreiche Lebensmittel unterstützen eine gesunde Darmfunktion.

3. **Starke Knochen:** Kalzium und Vitamin D helfen, die Knochendichte zu erhalten und Osteoporose vorzubeugen.

4. **Gesunde Herzfunktion:** Omega-3-Fettsäuren und Antioxidantien schützen dein Herz und fördern die Durchblutung.

5. **Stabiler Blutzuckerspiegel:** Vollwertige Kohlenhydrate verhindern Blutzuckerschwankungen und geben dir nachhaltige Energie.

Die Bausteine einer stärkenden Ernährung

1. Proteine – Der Schlüssel für deine Muskeln Eiweiß ist ein essenzieller Baustein, um deine Muskeln zu erhalten und deinen Stoffwechsel zu unterstützen. Besonders ab 50 ist eine ausreichende Proteinaufnahme wichtig, um dem natürlichen Muskelabbau entgegenzuwirken.

- **Gute Quellen:** Hähnchen, Fisch, Eier, Tofu, Hülsenfrüchte wie Linsen und Bohnen, fettarme Milchprodukte.

- **Tipp:** Integriere Protein in jede Mahlzeit – zum Beispiel Joghurt zum Frühstück, Linsen-Suppe zum Mittag oder mageres Fleisch zum Abendessen.

2. Ballaststoffe – Dein Darm wird es dir danken - Mit zunehmendem Alter wird eine gute Verdauung immer wichtiger. Ballaststoffe fördern nicht nur die Darmgesundheit, sondern auch ein längeres Sättigungsgefühl und einen stabilen Blutzuckerspiegel.

- **Gute Quellen:** Vollkornprodukte, Obst wie Äpfel und Beeren, Gemüse wie Karotten und Brokkoli, Nüsse und Samen.

- **Tipp:** Tausche Weißbrot gegen Vollkornbrot und füge frisches Gemüse zu jeder Mahlzeit hinzu.

3. Gute Fette – Für Herz und Gehirn Fette sind nicht der Feind – es kommt nur darauf an, die richtigen auszuwählen. Omega-3-Fettsäuren haben eine entzündungshemmende Wirkung und fördern die Gesundheit von Herz und Gehirn.

- **Gute Quellen:** Fettreicher Fisch wie Lachs und Makrele, Avocados, Olivenöl, Nüsse und Samen.

- **Tipp:** Verwende Olivenöl statt Butter beim Kochen und gönne dir regelmäßig eine Handvoll Walnüsse oder Mandeln.

4. Antioxidantien – Deine Schutzschild gegen Alterung Antioxidantien helfen, freie Radikale zu bekämpfen, die die Zellen schädigen und den Alterungsprozess fördern. Sie unterstützen deine Haut, deine Organe und dein Immunsystem.

- **Gute Quellen:** Dunkle Beeren, grünes Gemüse, Kräuter wie Petersilie und Basilikum, grüner Tee, dunkle Schokolade.

- **Tipp:** Genieße jeden Morgen eine Tasse grünen Tee und füge Blaubeeren zu deinem Joghurt oder Müsli hinzu.

5. Kalzium und Vitamin D – Für starke Knochen Die Knochen verlieren mit der Zeit an Dichte, aber du kannst sie mit Kalzium und Vitamin D stark halten. Vitamin D hilft dem Körper, Kalzium besser aufzunehmen.

- **Gute Quellen:** Milchprodukte, angereicherte pflanzliche Milch, grünes Blattgemüse, Fisch, Eigelb.

- **Tipp:** Verbringe Zeit in der Sonne, um deinen Vitamin-D-Spiegel zu steigern, und integriere kalziumreiche Lebensmittel in deinen Speiseplan.

-

Die Rolle des Trinkens: Flüssigkeitsaufnahme optimieren

Neben der richtigen Ernährung spielt auch das Trinken eine entscheidende Rolle. Eine ausreichende Flüssigkeitsaufnahme fördert die Verdauung, hält deine Haut gesund und reguliert deine Körperfunktionen.

Trinktipps:

- Trinke mindestens 1,5 bis 2 Liter Wasser täglich. Stell dir die Wasserflaschen morgens raus, abends müssen sie beim Zubettgehen leer sein.

- Ergänze Wasser mit Kräutertee, ungesüßtem Tee oder Wasser mit Zitronen- oder Gurkenscheiben für Geschmack.

- Verzichte auf zuckerhaltige Getränke und Alkohol – diese fördern Beschwerden und können deinen Energiehaushalt belasten.

Wenn du dich an den Ernährungstipps orientierst, musst du deiner Partnerin weniger oft etwas vorheulen und ihr werden beide zusammen eine glücklichere Zeit erleben. Du kannst dann endlich auch wieder deine Füße sehen, wenn du runterschaust. Weniger Mimimi ist mehr für die Beziehung.

Achtsamkeit und Resilienz trainieren

In einer Welt voller Ablenkungen, Stress und unvorherseh-
barer Herausforderungen sind Achtsamkeit und Resilienz
zwei Fähigkeiten, die dein Leben grundlegend bereichern
können. Sie helfen dir, bewusster mit dem Hier und Jetzt
umzugehen, auf belastende Situationen gelassener zu reagieren und dich emotional stärker zu fühlen. Besonders in
deinen 50ern, einer Phase voller Chancen und Veränderungen, können diese Fähigkeiten dich dabei unterstützen, aktiv und positiv zu bleiben – statt in der „Mimimi-Falle" zu
versinken. Du musst dabei nicht zum Weichei mutieren,
aber wirst selber einen Weg finden, harmonischer in deiner
Beziehung zu leben. Weil Du mit deinem Mimimi-Gestöhne
deiner Partnerin nicht mehr auf den Senkel gehst.

Was ist Achtsamkeit?

Achtsamkeit bedeutet, bewusst im gegenwärtigen Moment
zu leben, ohne ihn zu bewerten. Es geht darum, deine Gedanken, Gefühle und körperlichen Empfindungen wahrzunehmen, ohne dich in ihnen zu verlieren. Statt ständig darüber nachzudenken, was gestern war oder was morgen
sein wird, lernst du, dich auf das Hier und Jetzt zu konzentrieren.

Ein Beispiel: Jens, 54, bemerkte, dass er oft gedanklich ab-
schweifte und sich von kleinen Stressmomenten aus der

Ruhe bringen ließ. Durch tägliche Achtsamkeitsübungen begann er, diese Momente bewusst zu erleben, ohne sich von ihnen überwältigen zu lassen. Das Ergebnis war eine spürbare innere Ruhe, die sich auch positiv auf seine Beziehungen auswirkte.

Resilienz: Die Kunst, stark zu bleiben

Resilienz ist deine Fähigkeit, dich von Rückschlägen zu erholen und dich an stressige oder schwierige Situationen anzupassen. Die Fähigkeit, auch mit schwierigen Gegebenheit gut umgehen zu können. Resiliente Menschen nehmen Herausforderungen an, ohne sich davon entmutigen zu lassen. Es ist nicht nur eine angeborene Eigenschaft – Resilienz ist eine Fähigkeit, die du trainieren und entwickeln kannst.

Ein Beispiel: Sabine, 52, hatte ihren Job verloren, was sie zunächst sehr mitgenommen hat. Anstatt sich davon lähmen zu lassen, reflektierte sie über ihre Stärken und Möglichkeiten. Diese innere Stärke half ihr nicht nur, einen neuen, erfüllenderen Job zu finden, sondern auch ihr Selbstbewusstsein zu stärken.

Wie Achtsamkeit und Resilienz zusammenarbeiten

Achtsamkeit und Resilienz ergänzen sich perfekt. Achtsamkeit hilft dir, einen klaren Kopf zu bewahren und deine Gefühle besser zu verstehen, während Resilienz dir die Werkzeuge gibt, um auf diese Gefühle konstruktiv zu reagieren.

Gemeinsam ermöglichen sie dir, dich selbst zu regulieren und mit Herausforderungen souverän umzugehen.

Übungen für mehr Achtsamkeit

1. **Achtsames Atmen** Setze dich an einen ruhigen Ort und konzentriere dich auf deinen Atem. Spüre, wie die Luft durch deine Nase einströmt und deinen Körper füllt. Wenn Gedanken auftauchen, lasse sie los und kehre zum Atem zurück.

   - **Ziel:** Deine Gedanken zu beruhigen und den Moment bewusst wahrzunehmen.

2. **Body Scan** Lege dich hin und lenke deine Aufmerksamkeit nacheinander auf verschiedene Körperteile. Spüre, ob dort Verspannungen oder andere Empfindungen sind.

   - **Ziel:** Deinen Körper besser wahrzunehmen und Stress loszulassen.

3. **Achtsames Gehen** Gehe langsam und konzentriere dich auf jeden Schritt. Spüre den Kontakt deiner Füße mit dem Boden und nimm die Umgebung wahr.

   - **Ziel:** Im Moment präsent zu sein und innere Ruhe zu finden.

Resilienz trainieren: Praktische Tipps

1. **Positive Selbstgespräche** Stärke dein Selbstbewusstsein, indem du bewusst positive und ermutigende Gedanken formulierst.

- Beispiel: Anstatt „Das schaffe ich nie" sagst du: „Ich probiere es Schritt für Schritt."

2. **Ziele setzen** Teile große Herausforderungen in kleinere, erreichbare Schritte. Jeder Erfolg stärkt deine Resilienz.

- Beispiel: Anstatt „Ich will fitter werden" sagst du: „Ich starte mit zwei Spaziergängen pro Woche."

3. **Soziale Unterstützung** Netzwerke und Beziehungen sind ein wichtiger Faktor für Resilienz. Sprich mit Freunden oder Familie über deine Gedanken und Gefühle – oder suche dir eine neue Community, die deine Interessen teilt.

4. **Reflexion** Nimm dir regelmäßig Zeit, um über Herausforderungen nachzudenken. Was hat dich stark gemacht? Was kannst du daraus lernen?

Langfristige Vorteile von Achtsamkeit und Resilienz

Indem du Achtsamkeit und Resilienz trainierst, legst du die Grundlage für ein Leben voller innerer Ruhe und emotionaler Stärke. Du wirst weniger anfällig für Stress, kannst schwierige Situationen souveräner meistern und bleibst auch in unruhigen Zeiten gelassen. Das Schöne daran ist:

Diese Fähigkeiten wachsen mit der Übung und bereichern jeden Aspekt deines Lebens.

Deine innere Stärke entfalten

Achtsamkeit und Resilienz sind wie ein innerer Kompass, der dir hilft, auf Kurs zu bleiben – egal, wie rau der Wind auch wird. Mit regelmäßiger Übung wirst du nicht nur stärker und gelassener, sondern auch zufriedener und bewusster. Die Reise beginnt mit kleinen, einfachen Schritten, die du jeden Tag gehen kannst. Fang heute damit an, mehr Achtsamkeit in deinen Alltag zu bringen, und du wirst spüren, wie sich dein Leben verändert. Denn innere Stärke ist keine Frage des Alters – sie ist eine bewusste Entscheidung.

KAPITEL 7: DEIN PERSÖNLICHER „TU JETZT WAS"-PLAN

Ziele setzen und dann auch dranbleiben

Ziele geben deinem Leben Richtung, Struktur und Motivation. Sie sind wie ein Kompass, der dir zeigt, wohin du möchtest. Doch oft scheitern Ziele nicht daran, dass sie unerreichbar sind, sondern daran, dass wir den Fokus verlieren oder uns selbst blockieren. Der Schlüssel liegt darin, Ziele bewusst zu setzen und **konsequent daran festzuhalten** – selbst dann, wenn Hindernisse auftauchen. Mit deinem persönlichen „Tu-Was-Plan" kannst du lernen, deine Ziele zu definieren, umzusetzen und Schritt für Schritt in die Realität zu verwandeln.

Warum Ziele wichtig sind

Ohne Ziele fühlt sich das Leben oft wie eine endlose Abfolge von Zufälligkeiten an. Ziele geben dir Klarheit darüber, was du wirklich willst, und helfen dir, Entscheidungen bewusster zu treffen. Sie sind nicht nur für große, lebensverändernde Projekte relevant – auch kleine, alltägliche Ziele können dich inspirieren und dein Selbstbewusstsein stärken.

Ein Beispiel: Markus, 51, hatte das Ziel, fitter zu werden. Indem er sich klare, umsetzbare Schritte setzte, wie etwa zwei Mal die Woche zum Sport zu gehen, fühlte er sich motivierter und erlebte kleine Erfolge, die ihn langfristig zum Dranbleiben ermutigten.

Die Kunst des Zielsetzens

Ein gutes Ziel erfüllt bestimmte Kriterien, die sicherstellen, dass es erreichbar und motivierend ist. Das sogenannte SMART-Prinzip hilft dir dabei, deine Ziele klar zu formulieren:

- **Spezifisch:** Formuliere dein Ziel konkret und präzise. Statt „Ich will mehr Sport machen" sagst du „Ich will zweimal pro Woche 30 Minuten joggen."

- **Messbar:** Wähle ein Ziel, das du überprüfen kannst. Das gibt dir Klarheit über deinen Fortschritt.

- **Attraktiv:** Dein Ziel sollte dir Freude bereiten und dich begeistern.

- **Realistisch:** Setze dir Ziele, die machbar sind, und bleibe ehrlich mit dir selbst.

- **Terminierbar:** Gib deinem Ziel einen zeitlichen Rahmen, z. B. „Ich möchte innerhalb von drei Monaten 5 Kilo abnehmen."

Ein Beispiel: Sabine, 54, wollte ihre Ernährung verbessern. Statt einfach nur „gesünder essen" zu sagen, plante sie, jeden Tag zwei Portionen Gemüse und eine Handvoll Nüsse zu essen – ein klares, messbares Ziel mit einem realistischen Ansatz.

Der Weg vom Ziel zur Umsetzung

Das Setzen eines Ziels ist nur der erste Schritt. Der zweite – und oft schwierigere – Schritt ist, es konsequent umzusetzen. Hier sind einige Strategien, um ins Handeln zu kommen und den Fokus zu behalten:

1. **Plane kleine Schritte:** Große Ziele können überwältigend wirken, deshalb ist es wichtig, sie in kleinere, machbare Schritte zu zerlegen.

   o Beispiel: Anstatt zu sagen „Ich möchte 10 Kilo abnehmen," startest du mit „Ich ersetze Cola durch Wasser und gehe jeden zweiten Tag spazieren."

2. **Nutze Routinen:** Routinen helfen dir, dein Ziel in deinen Alltag zu integrieren. Sie machen das Dranbleiben einfacher und reduzieren die Wahrscheinlichkeit, dass du aufgibst.

   o Beispiel: Trainiere jeden Morgen nach dem Frühstück, damit Bewegung zur Gewohnheit wird.

3. **Visualisiere deinen Erfolg:** Stelle dir lebhaft vor, wie es sich anfühlt, dein Ziel zu erreichen. Diese mentale Übung hilft dir, motiviert zu bleiben und Hindernisse zu überwinden.

   ○ Beispiel: Visualisiere, wie stolz du bist, wenn du deine erste 5-Kilometer-Laufrunde schaffst.

4. **Setze dir Belohnungen:** Kleine Belohnungen können dir helfen, motiviert zu bleiben. Feiere deine Fortschritte, auch wenn sie klein sind.

   ○ Beispiel: Nach zwei erfolgreichen Trainingswochen gönnst du dir einen neuen Pullover oder einen Kinobesuch.

Herausforderungen meistern und dranbleiben

Es ist normal, dass du auf dem Weg zu deinem Ziel Hindernisse und Rückschläge erlebst. *Diese Momente sind keine Zeichen des Scheiterns, sondern Gelegenheiten, **aus Fehlern zu lernen und weiterzumachen.*** Hier sind einige Tipps, um trotz Schwierigkeiten motiviert zu bleiben:

1. **Erwarte Rückschläge:** Bereite dich darauf vor, dass es nicht immer glatt läuft. **Rückschläge gehören dazu – sie sind Teil des Prozesses.**

o   Beispiel: Wenn du eine Woche dein Ziel ver-
passt hast, starte einfach neu, statt dich
selbst zu kritisieren.

2. **Such dir Unterstützung:** Freunde, Familie oder
ein Coach können dir helfen, motiviert zu bleiben
und schwierige Momente zu überstehen.

o   Beispiel: Bitte deinen Partner, dich an dein
Ziel zu erinnern, wenn du dich müde fühlst.

3. **Erinnere dich an dein Warum:** In schwierigen
Zeiten hilft es, dich an den Grund zu erinnern, warum du das Ziel gesetzt hast.

o   Beispiel: „Ich mache das, um mich fitter und
gesünder zu fühlen – nicht für kurzfristige
Ergebnisse."

Erfolg sichtbar machen

Um motiviert zu bleiben, ist es wichtig, deine Fortschritte
zu dokumentieren und sichtbar zu machen. Ein Tagebuch,
eine Liste oder sogar eine App können dir dabei helfen,
deine Erfolge festzuhalten und dich zu ermutigen, weiterzumachen.

Fazit: Ziele sind der Motor deiner Entwicklung

Ziele setzen und daran festzuhalten ist eine Kunst, die dein Leben positiv verändern kann. Sie geben dir Orientierung und Motivation, während sie dir helfen, das Beste aus dir herauszuholen. Und das Beste daran? Jedes erreichte Ziel – egal wie klein – stärkt dein Selbstbewusstsein und zeigt dir, wie viel du schaffen kannst.

Also, fang noch heute an, ein Ziel zu definieren, und mache den ersten Schritt in Richtung Veränderung. Du wirst überrascht sein, was möglich ist, wenn du konsequent dranbleibst. Dein „Tu-Was-Plan" beginnt hier und jetzt!

Vom Reden ins Tun kommen: Tipps für die Umsetzung

Es gibt einen Punkt, an dem viele Pläne scheitern: Sie bleiben bei guten Vorsätzen oder großen Reden hängen, ohne in die Tat umgesetzt zu werden. Vielleicht kennst du das: Du sprichst darüber, dass du mehr Sport machen, gesünder essen oder an deiner beruflichen Weiterentwicklung arbeiten möchtest, aber irgendwie bleibst du stehen, bevor du den ersten Schritt machst. **Das ist völlig normal – der Übergang vom Reden ins Tun ist oft der schwierigste Teil.** Doch mit den richtigen Strategien kannst du die Hürde überwinden und deine Ziele tatsächlich in die Realität umsetzen.

Warum fällt der Start so schwer?

Der Übergang vom Reden zum Tun ist eine Herausforderung, weil er eine Veränderung erfordert – und **Veränderung bedeutet immer, die eigene Komfortzone zu verlassen. Unser Gehirn mag Gewohnheiten, denn sie fühlen sich sicher an.** Neue Handlungen hingegen sind mit Unsicherheiten und Anstrengungen verbunden, was oft dazu führt, dass wir zögern oder Ausreden suchen.

Ein Beispiel: Peter, 55, wollte schon lange eine neue Sprache lernen. Immer wieder sprach er davon, wie wichtig ihm das sei, doch statt anzufangen, fand er Ausreden wie „Ich habe keine Zeit" oder „Es ist bestimmt zu schwer in meinem Alter" oder „..da find ich bestimmt nur schwer einen Parkplatz" oder „Die anderen sind da bestimmt viel jünger als ich". Alles Quatsch. Erst als er bewusst Schritte unternahm, um seine Ausreden zu überwinden, schaffte er es, tatsächlich ins Tun zu kommen.

Schritt 1: Klarheit schaffen

Der erste Schritt, um ins Handeln zu kommen, ist, dir Klarheit über dein Ziel und den Weg dorthin zu verschaffen. Vage Ideen wie „Ich will fitter werden" oder „Ich sollte mich beruflich weiterentwickeln" sind *zu unspezifisch* und machen es schwer, anzufangen.

Tipp: Formuliere dein Ziel <u>klar und präzise</u>. Stelle dir Fragen wie:

- Was genau möchte ich erreichen?

- Warum ist mir das wichtig?

- Was wäre der erste kleine Schritt?

Ein Beispiel: Statt „Ich möchte gesünder leben" könntest du sagen: „Ich starte, indem ich ab sofort täglich 10 Minuten spazieren gehe."

Schritt 2: Klein anfangen

Oft fühlen sich Ziele überwältigend an, weil sie zu groß oder zu ambitioniert wirken. Der Schlüssel ist, klein zu beginnen. Ein erster, machbarer Schritt kann den Stein ins Rollen bringen. „Operationale Ziele" nennt man da.

Tipp: Teile dein Ziel in kleine, überschaubare Aufgaben auf. Fokussiere dich nur auf den nächsten Schritt, anstatt dich von der Größe des gesamten Vorhabens einschüchtern zu lassen.

Ein Beispiel: Sabine, 52, wollte ihre Ernährung umstellen, fand den Gedanken an eine Komplettveränderung jedoch abschreckend. Stattdessen begann sie, bei einer Mahlzeit am Tag mehr Gemüse zu integrieren – ein kleiner Schritt, der langfristig große Wirkung hatte.

Schritt 3: Routinen etablieren

Routinen sind der Schlüssel, um ins Tun zu kommen und dranzubleiben. Sie machen es einfacher, neue Verhaltensweisen in deinen Alltag zu integrieren, ohne jedes Mal groß darüber nachdenken zu müssen.

Tipp: Verknüpfe neue Gewohnheiten mit bestehenden Routinen.

- Beispiel: „Nach dem Frühstück mache ich 10 Minuten Dehnübungen."

- Beispiel: „Vor dem Schlafengehen reflektiere ich in meinem Tagebuch über meinen Tag."

Ein weiteres Beispiel: Markus, 54, begann, immer montags, mittwochs und freitags feste Zeiten für seinen Sport einzuplanen. Diese Regelmäßigkeit half ihm, konsequent zu bleiben.

Schritt 4: Blockaden erkennen und auflösen

Manchmal stehen uns innere Blockaden im Weg, die uns davon abhalten, ins Tun zu kommen. Das können Ängste, Zweifel oder schlechte Gewohnheiten sein. Der Schlüssel ist, diese Blockaden zu erkennen und bewusst daran zu arbeiten, sie zu überwinden.

Tipp: Frage dich:

- Welche Ängste oder Zweifel halten mich zurück?

- Sind diese Ängste wirklich begründet?
- Welche kleinen Schritte kann ich unternehmen, um meine Unsicherheiten zu reduzieren?

Ein Beispiel: Jens, 53, wollte sich beruflich weiterentwickeln, hatte aber Angst, bei einer Weiterbildung „nicht gut genug" zu sein. Stattdessen entschied er sich, mit einem Online-Kurs zu starten, der ihm in einer sicheren Umgebung erste Erfolgserlebnisse verschaffte.

Schritt 5: Verantwortung übernehmen

Ein weiterer wichtiger Schritt ist, die Verantwortung für dein Handeln – oder Nicht-Handeln – zu übernehmen. Es ist einfach, äußere Umstände oder andere Menschen für den eigenen Stillstand verantwortlich zu machen. Doch echte Veränderung beginnt, wenn du erkennst, dass du selbst die Kontrolle über deine Entscheidungen hast.

Tipp: Anstatt zu denken „Ich habe keine Zeit", sage dir: „Ich nehme mir bewusst Zeit für das, was mir wichtig ist."

Schritt 6: Erfolge sichtbar machen

Der Weg vom Reden zum Tun wird leichter, wenn du deine Fortschritte bewusst wahrnimmst. Kleine Erfolgserlebnisse geben dir das Gefühl, auf dem richtigen Weg zu sein, und motivieren dich, weiterzumachen.

Tipp:

- Führe ein Erfolgsjournal, in dem du deine Fortschritte festhältst.

- Belohne dich für erreichte Etappenziele.

Ein Beispiel: Claudia, 55, wollte mehr Bewegung in ihren Alltag bringen. Sie markierte jeden Tag, an dem sie aktiv war, in einem Kalender. Das sichtbare Fortschrittsmuster half ihr, motiviert zu bleiben.

Schritt 7: Unterstützung suchen

Du musst nicht alles allein machen. Ein Partner, Freund oder Coach kann dir helfen, dich auf deinem Weg zu unterstützen und dich an deine Ziele zu erinnern.

Tipp:

- Teile dein Ziel mit jemandem, der dich motivieren und ermutigen kann.

- Suche dir eine Gruppe oder Community, die dasselbe Ziel verfolgt, um dich auszutauschen und Inspiration zu finden.

Ein Beispiel: Hans, 56, wollte mit dem Joggen anfangen, hatte aber Schwierigkeiten, allein die Motivation zu finden. Ein Freund bot an, gemeinsam zu joggen, und plötzlich fiel es Hans viel leichter, regelmäßig aktiv zu sein.

Vom Reden ins Tun – es liegt an dir!

Der Übergang vom Reden ins Tun ist kein Hexenwerk – es erfordert lediglich kleine, bewusste Schritte und den Willen, Verantwortung für deine Ziele zu übernehmen. Indem du klare Ziele setzt, klein anfängst, Routinen etablierst und dich auf deine Fortschritte fokussierst, wirst du feststellen, dass Veränderung möglich ist. Der wichtigste Schritt ist, überhaupt anzufangen. **Denn am Ende zählt nicht, was du geplant hast, sondern was du tust.** Starte noch heute – dein Leben wartet darauf, aktiv gestaltet zu werden! Sonst bist Du mit 50 schon wie ein Rentner mit 89.

Deine Erfolgsgeschichte schreiben

Du bist der Autor deines Lebens – und wie bei jeder guten Geschichte hast du die Möglichkeit, sie aktiv zu gestalten, anstatt sie einfach geschehen zu lassen. Du und niemand anders hat es in der Hand. Du musst nicht schon mit Mitte 50 die Wehwehchen haben, die sonst Rentner mit 85 bekommen. Du musst nicht morgens stöhnen, wenn Du aufstehst. Deine 50er sind das perfekte Kapitel, um deine ganz persönliche Erfolgsgeschichte zu schreiben. Erfolg bedeutet dabei nicht nur berufliche Leistungen oder materielle Gewinne. Es geht darum, eine erfüllende, inspirierende Geschichte zu schaffen, die deine Stärken, Werte und

Träume widerspiegelt. Eine Geschichte, die du mit Stolz erzählen möchtest.

Warum eine Erfolgsgeschichte?

Eine Erfolgsgeschichte gibt deinem Leben Struktur und Sinn. Sie zeigt dir, woher du gekommen bist, wo du jetzt stehst und wohin du gehen möchtest. Dabei geht es nicht darum, perfekt zu sein oder alles richtig zu machen. Es geht darum, mutig voranzugehen, dich selbst weiterzuentwickeln und deine eigenen Definitionen von Erfolg zu erfüllen.

Ein Beispiel: Peter, 52, fühlte sich lange Zeit wie ein Nebendarsteller in seinem eigenen Leben – passiv und ohne klare Ziele. Doch er entschied sich, aktiv zu werden, indem er eine Liste mit Dingen schrieb, die er immer tun wollte. Heute erzählt er stolz von seinen neuen Hobbys und davon, wie er gelernt hat, Gitarre zu spielen – ein lang gehegter Traum.

Die Hauptfigur: Du

In deiner Erfolgsgeschichte bist du der Held, der Herausforderungen überwindet, Hindernisse meistert und sich dabei selbst treu bleibt. Aber auch Helden haben ihre Zweifel und Schwächen. Der Schlüssel ist, diese anzuerkennen und sie als Teil deiner Reise zu sehen.

Schreibe dich als Held:

1. Was sind deine wichtigsten Stärken?

2. Welche Werte leiten dich?

3. Welches Ziel möchtest du als Held deiner Geschichte erreichen?

Ein Beispiel: Sabine, 54, erkannte, dass eine ihrer Stärken ihre Fähigkeit war, Menschen zu motivieren. Sie setzte sich das Ziel, eine Laufgruppe in ihrer Gemeinde zu gründen, um anderen zu helfen, fitter zu werden. Heute inspiriert sie nicht nur andere, sondern fühlt sich selbst stärker als je zuvor.

Die Handlung: Deine nächsten Schritte

Eine gute Geschichte lebt von Aktionen. **Es reicht nicht, zu träumen oder nachzudenken – du musst handeln.** Beginne mit einem klaren Ziel und zerlege es in kleinere Abschnitte. Jede noch so kleine Handlung trägt dazu bei, deine Erfolgsgeschichte voranzutreiben.

Frage dich:

- Welche Schritte kann ich diese Woche unternehmen, um meinem Ziel näherzukommen?

- Welche Ressourcen oder Fähigkeiten brauche ich, um voranzukommen?

Ein Beispiel: Markus, 55, hatte immer davon geträumt, ein Buch zu schreiben. Statt nur darüber zu reden, begann er, jeden Morgen 20 Minuten zu schreiben. Diese kleinen, regelmäßigen Schritte führten dazu, dass er nach einem Jahr sein erstes Buch fertigstellte.

Wendepunkte: Herausforderungen als Chancen

Jede gute Geschichte hat Wendepunkte – Momente, in denen der Held mit Schwierigkeiten konfrontiert wird. Auch in deiner Erfolgsgeschichte wirst du auf Hindernisse stoßen. Doch genau diese Herausforderungen sind es, die deine Geschichte spannend und bedeutsam machen.

Frage dich:

- Was habe ich aus meinen bisherigen Rückschlägen gelernt?
- Wie kann ich diese Erfahrungen nutzen, um weiterzukommen?

Ein Beispiel: Claudia, 56, musste nach einem Sportunfall ihre Laufziele aufgeben. Doch sie entschied sich, stattdessen Schwimmen auszuprobieren, und entdeckte dabei eine neue Leidenschaft. Heute erzählt sie stolz davon, wie sie trotz Rückschlägen aktiv geblieben ist.

Der Höhepunkt: Deine erreichten Ziele

Es gibt nichts Befriedigenderes, als deine Ziele zu erreichen und den Erfolg zu genießen. Doch der Höhepunkt deiner Geschichte ist nicht das Ende – er ist der Beginn eines neuen Kapitels. Jede erreichte Etappe öffnet die Tür zu neuen Möglichkeiten.

Ein Beispiel: Hans, 57, setzte sich das Ziel, in seiner Freizeit mehr Zeit mit seiner Familie zu verbringen. Nach mehreren Wochen bewusster Planung hatte er das Gefühl, endlich präsenter und näher bei seinen Liebsten zu sein. Dieser Erfolg motivierte ihn, noch mehr Aktivitäten gemeinsam zu gestalten.

Dein Vermächtnis: Deine Geschichte erzählen

Deine Erfolgsgeschichte kann nicht nur dich inspirieren, sondern auch andere. Indem du deine Erfahrungen teilst, gibst du anderen Menschen Mut, ihre eigenen Geschichten zu schreiben. Sei es durch Gespräche, ein Tagebuch oder durch aktive Teilnahme an deiner Gemeinschaft – deine Geschichte hat die Kraft, andere zu motivieren.

Ein Beispiel: Peter teilte seine Reise vom unsicheren Schreibtischtäter zum aktiven Hobbyläufer auf Social Media. Seine Beiträge inspirierten Freunde, auch mit kleinen Schritten etwas für ihre Gesundheit zu tun.

Fazit: Werde der Autor deines Lebens

Du hast alles, was du brauchst, um deine Erfolgsgeschichte zu schreiben. Es geht nicht darum, perfekt zu sein oder ständig zu gewinnen, sondern darum, aktiv zu werden, Herausforderungen anzunehmen und dein Leben so zu gestalten, wie es dich erfüllt. Die besten Geschichten sind nicht die, in denen alles glattläuft, sondern die, in denen der Held wächst und über sich hinauswächst.

Also nimm den Stift in die Hand und fang an zu schreiben – denn deine Erfolgsgeschichte beginnt genau jetzt. Du bist bereit, das nächste Kapitel in deinem Leben zu gestalten!

NACHWORT:

Dein Leben ist ohne Mimimi ist doch nun viel schöner – Deine Mühen haben sich bezahlt gemacht

Herzlichen Glückwunsch! Du hast es geschafft, die „Mimimi-Falle" hinter dir zu lassen und dein Leben aktiv in die Hand zu nehmen. Das ist keine kleine Leistung. Es erfordert Mut, Willenskraft und Durchhaltevermögen, alte Muster zu durchbrechen und neue Wege einzuschlagen. Doch jetzt bist du da, wo du hingehörst – in einem Leben, das du bewusst und selbstbestimmt gestaltest. Und wenn du ehrlich bist: Es fühlt sich großartig an, oder?

Vom Opfer zum Gestalter

Indem du dich von der Rolle des Jammerers verabschiedet hast, bist du zum Gestalter deines Lebens geworden. Du hast erkannt, dass du die Kontrolle darüber hast, wie du auf Herausforderungen reagierst und wie du dein Leben führst. Statt auf Probleme zu starren, hast du nach Lösungen gesucht. Statt dich von negativen Gedanken leiten zu lassen, hast du dich auf das Positive fokussiert. Dieser Wandel hat nicht nur dein Denken verändert, sondern auch deine Energie, deine Beziehungen und dein gesamtes Lebensgefühl.

Ein Beispiel: Vielleicht hattest du früher oft das Gefühl, dass das Leben ungerecht ist oder dass dir etwas fehlt.

Jetzt weißt du, dass du selbst dafür verantwortlich bist, dir das Leben zu erschaffen, welches du dir wünschst – Schritt für Schritt, mit jedem bewussten „Tu was!".

Was sich verändert hat

Die Veränderungen, die du erlebt hast, sind nicht nur äußerlich, sondern tief in dir verankert. Vielleicht spürst du es jeden Morgen, wenn du mit einem klaren Kopf und einem positiven Ausblick in den Tag startest. Vielleicht merkst du es daran, dass Konflikte weniger stressig sind, weil du gelernt hast, sie konstruktiv zu lösen. Oder daran, dass du dich körperlich fitter, mental stärker und emotional ausgeglichener fühlst.

Du hast gelernt:

- Verantwortung für dein Leben zu übernehmen.

- Dich auf das zu konzentrieren, was du verändern kannst, anstatt dich über das zu beklagen, was du nicht beeinflussen kannst.

- Aktiv zu handeln, anstatt passiv zu verharren.

- Deine Beziehungen zu verbessern, indem du Mitgefühl, Dankbarkeit und echtes Zuhören praktizierst.

Ein Beispiel: Früher hast du dich vielleicht oft über die kleinen Beschwerden des Alltags geärgert – das Knie zwickt, der Nachbar ist laut, der Chef ist anstrengend. Heute siehst du diese Dinge in einem anderen Licht. Du weißt, dass du mit einer positiven Einstellung und einem klaren Kopf viel mehr erreichen kannst, als dich im Jammern zu verlieren.

Deine Mühen haben sich bezahlt gemacht

Es war kein einfacher Weg. Es gab sicher Momente, in denen du am liebsten aufgegeben hättest. Doch du hast weitergemacht, weil du wusstest, dass es sich lohnt. Und jetzt stehst du hier – stärker, selbstbewusster und zufriedener als zuvor. Das Leben ist nicht perfekt, aber es fühlt sich besser, voller und reicher an, weil du aktiv daran arbeitest, es nach deinen Vorstellungen zu gestalten.

Ein Beispiel: Vielleicht war es anstrengend, neue Gewohnheiten zu etablieren, sei es regelmäßiger Sport, gesunde Ernährung oder Achtsamkeit. Doch jetzt erlebst du die Früchte deiner Bemühungen: mehr Energie, mehr Lebensfreude und ein Körper, der dir das Gefühl gibt, lebendig und vital zu sein.

Dein neues Lebensgefühl

Ohne das „Mimimi" fühlst du dich freier, leichter und stärker. Du hast gelernt, dass du deine Stärken nutzen kannst, um dein Leben zu verbessern, und dass du viel mehr in der Hand hast, als du vielleicht dachtest. Statt dich von äußeren Umständen treiben zu lassen, entscheidest du selbst, wohin die Reise geht. Das ist wahre Freiheit.

Ein Beispiel: Deine Beziehungen sind tiefer geworden, weil du gelernt hast, anderen zuzuhören und dich auf das Positive zu konzentrieren. Deine Gesundheit hat sich verbessert, weil du deinen Körper nicht mehr als Hindernis, sondern als Verbündeten siehst. Und dein Geist ist klarer, weil du dich nicht mehr in negativen Gedanken verlierst.

Das nächste Kapitel

Natürlich endet die Reise hier nicht. Deine 50er sind nur der Anfang eines neuen Kapitels, in dem du weiterhin wachsen, lernen und dich selbst überraschen kannst. Die Prinzipien, die du auf diesem Weg gelernt hast, begleiten dich weiter – nicht als starre Regeln, sondern als Werkzeuge, die du flexibel einsetzen kannst.

Frage dich:

- Was möchte ich als Nächstes erreichen?
- Wie kann ich die positiven Veränderungen, die ich gemacht habe, weiter ausbauen?
- Wie kann ich andere inspirieren, ihren eigenen „Mimimi"-Käfig zu verlassen?

Fazit: Dein Leben, deine Erfolgsgeschichte

Dein Leben ohne „Mimimi" ist tatsächlich viel schöner. Es ist bewusster, aktiver und erfüllender. Du hast die Kontrolle übernommen und deine Mühen haben sich bezahlt gemacht. Jetzt liegt es an dir, dieses Lebensgefühl zu bewahren und weiterhin das Beste aus jeder Situation zu machen.

Also: Feier dich selbst! Du bist der Beweis, dass Veränderung möglich ist, wenn man die richtigen Schritte geht. Deine Erfolgsgeschichte geht weiter – und sie wird mit jedem Tag spannender, erfüllender und schöner. Das Leben ist zu kostbar für „Mimimi" – und du bist das beste Beispiel dafür! Du kannst jetzt über andere lächeln, die sich so verhalten wie du bevor du das Buch gelesen hast.